# 按摩推拿疗法 彩色图解

吴凡 张琳 等编著

U0230374

化学工业出版社

·北京·

## 内容简介

本书介绍了按摩推拿疗法的理论与临床实践要点，配合大量彩色图片和视频资源，参考性强。

本书重点讲述了按摩推拿中推拿手法、推拿临床检查法和常见疾病推拿治疗的理论知识和实践操作方法，通过大量的图片和视频资源，从不同的角度向读者深度解析了按摩推拿核心知识体系的理论与实践要点。既可供医学院校学生学习相关专业知识，亦可供推拿爱好者了解相关防病保健的方法。

**图书在版编目（CIP）数据**

按摩推拿疗法彩色图解/吴凡等编著. —北京：化学工业出版社，2024.2（2025.1重印）
ISBN 978-7-122-44668-8

Ⅰ.①按 … Ⅱ.①吴 … Ⅲ.①推拿-图解 Ⅳ.①R244.1-64

中国国家版本馆CIP数据核字（2024）第015446号

责任编辑：陈燕杰　　　　　　　　文字编辑：翟　柯　张晓锦
责任校对：李　爽　　　　　　　　装帧设计：关　飞

出版发行：化学工业出版社
　　　　　（北京市东城区青年湖南街13号　邮政编码100011）
印　　装：中煤（北京）印务有限公司
710mm×1000mm　1/16　印张13¼　字数215千字
2025年1月北京第1版第2次印刷

购书咨询：010-64518888　　　　售后服务：010-64518899
网　　址：http://www.cip.com.cn
凡购买本书，如有缺损质量问题，本社销售中心负责调换。

定　　价：59.80元

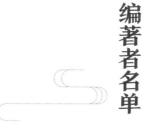

编　委　吴　凡（北京联合大学）

张　琳（北京联合大学）

张　蓓（北京中医药大学附属护国寺中医医院）

吕桃桃（北京中医药大学第三附属医院）

耿　楠（北京中医药大学东方医院）

田　伟（北京丰台康复医院）

刘　峰（北京联合大学）

刘东明（北京联合大学）

刘志凤（北京中医药大学东直门医院）

蔡　静（贵州中医药大学第一附属医院）

沈　熠（北京联合大学）

李　静（天津市妇女儿童保健中心）


主　审　于天源（北京中医药大学）

# 前言

　　按摩推拿是中医外治法的重要组成部分，是中医临床常用的治疗技术之一，除了对颈肩腰腿痛等软组织损伤类疾病有较好的临床疗效之外，亦可用于治疗失眠、胃痛、痛经、小儿疳积等内科、妇科及儿科常见疾病。此外，按摩推拿也是人们日常保健和预防疾病的重要手段之一。

　　按摩推拿，多是指运用推拿手法作用于患者特定部位，以达到防病、治病、保健的目的，是一门较为注重实践操作的学科，一名合格的推拿医师，应具备推拿手法、检查方法和常见病治疗的核心知识体系，同时，还应熟练掌握解剖学、影像学、康复学等相关知识。

　　本书包括三章。

　　第一章为成人推拿手法。根据不同的着力部位和受术部位，分为63个手法。每个手法均配有图片和操作视频，详细讲述了手法的基本操作、动作要点和适用部位。

　　第二章为推拿临床检查法。重点讲述了颈部、肩部及腰背部等八个部位的特殊检查方法，共计52种特殊检查方法。每种检查方法通过图片和视频详细讲述了检查的操作方法、阳性体征及其临床意义。

第三章为常见疾病的推拿治疗。本书从各部位常见疾病中选取了具有代表性的九种疾病，详细讲述了疾病的临床表现、诊断要点和推拿治疗。其中推拿治疗的具体方法，还可作为同部位其他疾病治疗的参考。

本书在编写过程中得到了业内专家学者的支持、鼓励，在此向他们表示衷心的感谢！

由于作者水平和时间有限，本书难免存在疏漏与不足，希望各位同仁在使用过程中及时提出宝贵意见，以便不断总结经验，进一步修订提高。

编　者

2024年1月于北京

# 目录

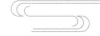

# 第三章　常见疾病的推拿治疗　/ 127

# 视频数字资源

# 第一章
# 成人推拿手法

# 第一节　手法总论

## 一、手法的概念

手法是指用手或肢体的某些部位，按特定的技巧作用于患者体表，使产生的力达到防病、治病、保健的目的，将这种特定的技巧称为"手法"。

手法就其本质而言，是医患之间作用力的一种技巧性表达。这种技巧，既是手法的操作和动作要领，也是手法的核心要素，是手法有别于其他行为动作的特征之一。此外，这种技巧带有明确的目的，即防病、治病和保健，也是手法的核心作用，是手法有别于其他行为动作的另一主要特征。

## 二、手法的基本要求

手法的基本要求：持久、有力、均匀、柔和，从而达到深透和渗透的目的。

1.持久：狭义的理解，是指需按手法的操作及动作要领作用一定时间。广义的持久，还应包括在临床运用手法时，每个操作部位需治疗一定时间；每个疾病需有一定疗程。

2.有力：是指手法要有一定的力度，达到一定的层次。有的手法作用在体表，有的手法作用在皮下软组织，有的手法则作用在骨关节，在用力时应根据患者的体质、病情选择适当的力量。因此，手法要求有力，并不意味着力量越大越好，反而在操作时应注意避免使用暴力、蛮力。

3.均匀：是指手法的力量、速度及操作幅度等基本要素要均匀。在操作时力量不可时轻时重，速度不可时快时慢，幅度不可时大时小。在改变力量、速度、幅度时要逐渐地、均匀地改变，最终固化自身手法操作的节奏。

4.柔和：是指手法要轻柔缓和。它既是患者对手法的一种感受反馈，也是医师将手法的力量、速度及操作幅度等基本要素做到均匀后的必然结果。以某些与体表有摩擦的手法为例，如推法、摩法等，操作时做到"轻而不浮，重而不滞"，即达到了柔和的要求。

5.深透：是指每个手法应直达病所，强调手法的操作结果。无论手法的作用层次是浅层体表还是深层软组织，甚至是更深层的骨关节，都应使每个部位得到准确而有效的治疗。如腹部推拿，手法的作用应直达胃肠。

6.渗透：是指手法的效果是从浅层组织逐渐渗透到深层组织，强调手法的操作过程。多用于要求某些起效相对缓慢的手法，如应使擦法产生的热逐渐渗透到深层组织，这称为"透热"。对于某些起效相对较快的手法，可另作要求，如扳法治疗脊柱的偏歪错位，多要求"做一个有控制的、稍增大幅度的、瞬间的扳动"。

以上六个方面的要求，既相互关联又层层递进，持久与有力是手法的基础，任何手法都需要一定的力量并作用一定的时间，只有在充分做到持久与有力的基础上，才能更进一步规范手法速度、幅度等参数，从而实现均匀与柔和；均匀与柔和是手法的效果，可由患者主观感知，但受医师操作控制。当医师形成自身手法操作的固有节奏后，即可达到手法操作的最终要求，即深透与渗透；深透与渗透涵盖了手法操作的过程与结果，只有做到持久、有力、均匀、柔和，才能达到深透和渗透的目的。

## 三、手法的用力原则

1.以近带远：用力的基本要求是以肢体的近端带动远端，远端尽量保持相对不动。近与远是相对的：手掌相对于指端是近端，而相对于肘或肩则是远端。在手法操作时应根据着力部位的不同，选择合适的肢体近端带动远端。如掌揉法是以上肢带动手掌进行按揉；拇指拨法是以上肢带动拇指进行操作，而拇指的掌指关节及指间关节不动；抹法是以拇指的近端带动远端着力。

2.刚柔相济：刚与柔的概念相对较为抽象，可理解为"刚硬"和"柔和"，与手法作用后的压强有关，不可简单地理解为手法力量的大小。在手法操作时可通过选择不同力量或不同接触面积的手法，达到刚柔相济的要求。即刚中有柔，柔中有刚。有些手法应以刚为主，而有些手法则应以柔为主。如拨法中的拇指拨法与掌根拨法，因接触面积较小，拇指拨法相对"刚硬"，掌根拨法相对"柔和"。

3.整体用力：在施用手法时，需身体各部协同运动、发力。用力方法：起于根（足或丹田），顺于中（下肢、腰、上肢），发于梢（掌、指）。可将着力部位之外的身体其他部分视作一个整体，通过调整身体的重心、四肢关节的位置等方法，将力量传递至患者，切忌以掌着力时力发于掌、以指着力时力出于指。

手法操作用力时，需做到以近带远、刚柔相济和整体用力三者的统一结合，即任何一个手法在操作时都应同时达到这三个方面的要求。这要求施用手法的人必须熟练掌握每个手法的操作、动作要点和适用部位。并细心揣摩练习，才能由生到熟，熟能生巧，最终得心应手地运用。

## 四、手法操作时的形体要求

**1.体松**：即身体放松。要做到身体放松，首先要精神放松；其次是颈肩部放松，以保证沉肩；肩部放松，以保证肘关节自然下垂；肘及上臂放松，以保证肘及腕关节能自由屈伸；松髋、屈膝、两足抓地以保证下肢的稳定与放松。放松并不等于注意力可以不集中，肢体懈怠，而是要"松而不懈，紧而不僵"。

**2.体正**：即身体正直。在手法操作过程中，身体要保持正直，即：头正、颈直、含胸、拔背、塌腰、敛臀以保证脊柱正直。此外，在手法操作中应尽量使操作部位位于身体前方，注意力集中，在治疗点移动时，可通过移动脚步保证身体正直，即"法从手出，手随心转"。

## 五、手法的分类

推拿手法众多，按不同的因素可以对推拿手法进行归类整理，便于掌握不同的特点。如：按手法的主要作用，可将手法分为放松、温通、助动和整复4类；按手法操作时的动作形态，可将手法分为摆动、摩擦、挤压、叩击、振动、运动关节6类；按手法的主要作用对象，可将手法分为作用于人体软组织和作用于人体骨关节2类。此外，除此以外还有按同时施用手法的数量将手法分为单式手法、复式手法；有按流派将手法分为一指禅推拿流派手法、滚法推拿流派手法、内功推拿流派手法；等等。

**1. 按手法的主要作用分类**

（1）放松类手法：具有缓解肌肉痉挛、放松止痛等作用的手法。如：一指禅推法、滚法、揉法等。

（2）温通类手法：具有温通经络作用的手法。如：摩法、擦法、推法等。

（3）助动类手法：具有疏通狭窄、分解粘连、滑利关节作用的手法。

如：摇法、抖法、屈伸法等。

（4）整复类手法：具有整复关节错位作用的手法。如：拔伸法、扳法等。

**2.按手法操作时的动作形态特点分类**

（1）摆动类手法：操作时有摆动特点的手法。如：一指禅推法、滚法、揉法等。

（2）摩擦类手法：操作时有摩擦特点的手法。如：摩法、擦法、推法等。

（3）挤压类手法：操作时有挤压特点的手法。如：按法、点法、拿法等。

（4）叩击类手法：操作时有叩击特点的手法。如：击法、拍法、弹法等。

（5）振动类手法：操作时有振动特点的手法。如：振法、抖法等。

（6）运动关节类手法：操作时可以使关节产生运动的手法。如：摇法、拔伸法、扳法等。

**3.按手法的作用对象分类**

（1）作用于人体软组织的手法：主要作用于人体肌肉、筋膜、韧带等软组织。如：揉法、滚法、拨法等。

（2）作用于人体骨关节的手法：主要作用于人体骨关节。如：摇法、拔伸法、扳法等。

## 第二节　手法各论

## 一、作用于人体软组织的手法

作用于人体软组织的手法，包括常用的一指禅推法、滚法、揉法等，共计18个手法。此类手法可通过体表直接作用于皮下软组织，多以掌、指等着力，通过肢体近端带动远端所产生的力持续地作用在治疗部位上，并以此产生相应的效果。

每个手法均由着力部位、运动形式、治疗部位三个核心要素构成，其中每个手法的着力部位和治疗部位虽大体相同，但手法的运动形式各有特点。手法的运动形式，包括手法的基本操作和动作要点，是手法操作规范性的基础。此外，手法不同，适用部位亦不相同，作用效果也有差异，需在临床操作时加以注意。

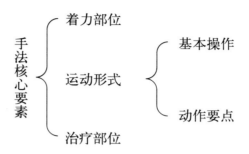

1. 一指禅推法

按着力部位的不同，可分为偏峰一指禅推法、螺纹面一指禅推法和跪推法。

基本操作

（1）偏峰一指禅推法（图1-1）

以拇指的偏峰着力于治疗部位，通过指间关节的屈伸和腕关节的摆动，使产生的力持续地作用在治疗部位上。操作时应注意沉肩、垂肘、指实、紧推、慢移。

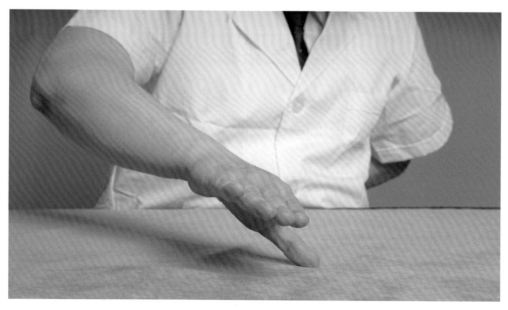

图1-1　偏峰一指禅推法

（2）螺纹面一指禅推法

以拇指的螺纹面着力于治疗部位，通过指间关节的屈伸和腕关节的摆动，使产生的力持续地作用在治疗部位上。在操作时应注意沉肩、垂肘、悬腕、掌虚、指实、紧推、慢移（图1-2）。

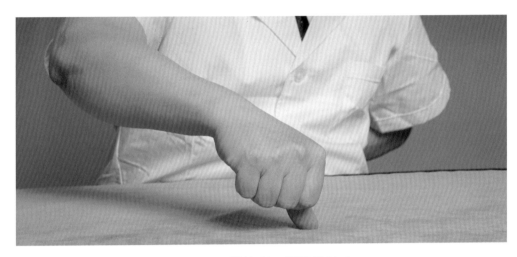

图1-2　螺纹面一指禅推法1

或可以拇指的螺纹面着力于治疗部位，其余四指附着于肢体的另一侧，通过指间关节的屈伸和腕关节的摆动，使产生的力持续地作用在治疗部位上（图1-3）。

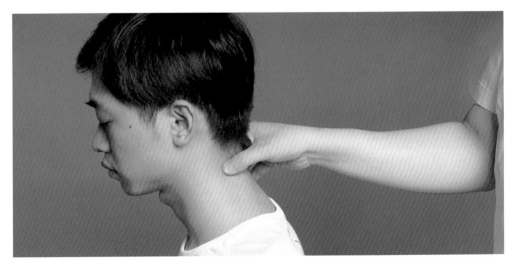

图1-3　螺纹面一指禅推法2

（3）跪推法

以拇指指间关节的背侧着力于治疗部位，通过腕关节的摆动使产生的力持续地作用在治疗部位上。在操作时应注意沉肩、垂肘、悬腕、掌虚、指实、紧推、慢移（图1-4）。

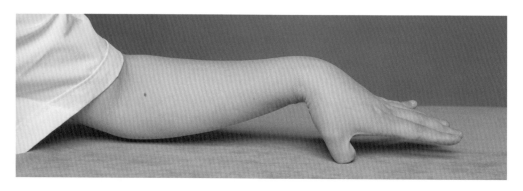

图1-4　跪推法1

或可以拇指末节轻搭于示指第二指尖关节桡侧，以拇指端和示指第二指尖关节背侧形成一个点，着力于治疗部位，通过腕关节的摆动使产生的力持续地作用在治疗部位上（图1-5）。

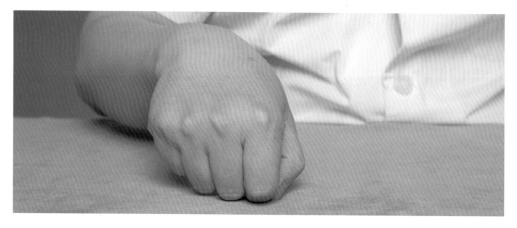

图1-5　跪推法2

动作要点

① 以点着力，以点成线，以线带面：无论哪种一指禅推拿法，着力部位都应视为一个点，将所操作的治疗点连成线，带动整个治疗面得到充分有效的放松。

② 沉肩、垂肘、悬腕、掌虚、指实：即肩关节放松，不要耸起，不要外展；肘部自然下垂；腕关节自然屈曲；半握拳，拇指指间关节的掌侧与示指关节的桡侧轻轻接触；着力部位要吸定在治疗部位上。

③ 紧推、慢移：紧推是指摆动的频率略快，一般140次/min左右；慢移是指从一个治疗点到另一个治疗点时应缓慢移动。

**适用部位**

本法可用于全身各部位。

① 在颈、肩、四肢多用螺纹面一指禅推法。

② 在颜面多用偏峰一指禅推法。

③ 在腹部常采用跪推法。

视频 1-1
一指禅推法

### 视频资源

扫一扫，可观看一指禅推法操作（视频1-1）。

**2. 滚法**

按着力部位的不同，可分为立滚法和侧滚法。

**基本操作**

（1）立滚法（图1-6）

微握拳，以小指、无名指、中指掌指关节背侧着力于治疗部位，通过腕关节的屈伸摆动，使产生的力持续地作用在治疗部位上。

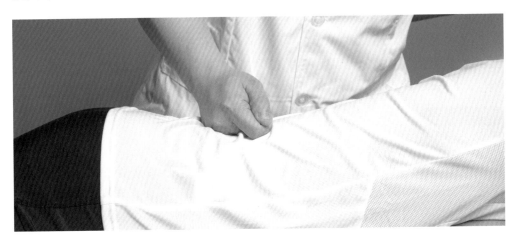

图1-6　立滚法

（2）侧滚法（图1-7）

以小指掌指关节背侧着力于治疗部位，通过前臂的旋转及腕关节的屈伸，使产生的力持续地作用在治疗部位上。

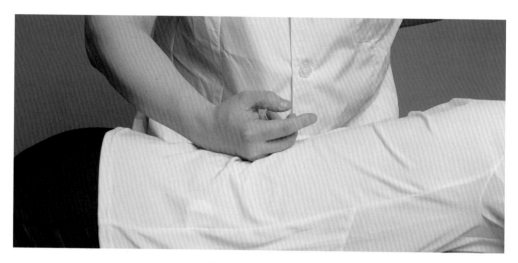

图1-7　侧滚法

动作要点

① 手放松，微握拳，似球形或瓶状。

② 着力部位应吸附于治疗部位上，即在操作过程应始终有垂直于治疗面的均匀压力。

③ 立滚法肘关节伸直；侧滚法肘关节微屈。

④ 立滚法手的滚动幅度在30°左右，即手在腕关节中立位和背伸30°位之间往返滚动。

⑤ 侧滚法手的滚动幅度应在120°左右，即腕关节屈曲时，向外滚动80°；腕关节伸直时，向内滚动40°。

适用部位

本法主要用于颈、肩、腰、背及四肢肌肉较丰厚处。在关节附近操作时，常配合关节的被动活动，使得在放松的过程中增强关节的活动范围，在增强关节活动的同时又不产生疼痛。

### 3. 揉法

按着力部位的不同，可分为指揉法和掌揉法。

（1）指揉法（图1-8）

以指端着力于治疗部位，做带动该处皮下组织的轻柔缓和的环旋运动。可用拇指或多指着力进行操作。

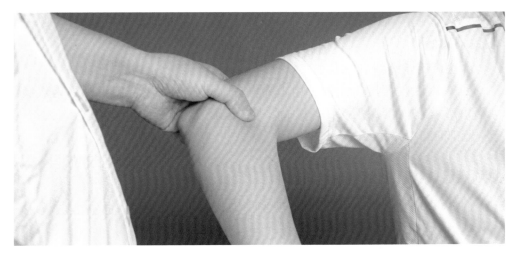

图1-8　指揉法

（2）掌揉法（图1-9）

以掌着力于治疗部位，做带动该处皮下组织的轻柔缓和的环旋运动。亦可用大鱼际、小鱼际、掌根等部位着力进行操作。

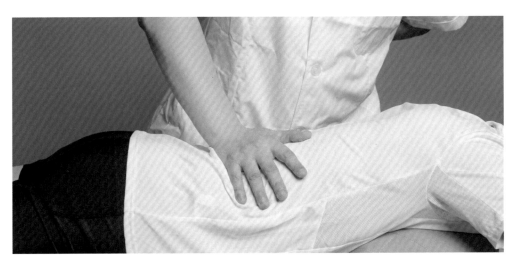

图1-9　掌揉法

① 以肢体的近端带动远端做小幅度的环旋揉动。如臂带腕，腕带指。

② 着力部位要吸附于治疗部位，并带动深层组织。即在操作过程应始终有垂直于治疗面的均匀压力。

③ 动作协调有节律，揉动的幅度要适中。

本法可用于全身各部位。

① 指揉法主要用于穴位。用于穴位时，多与点法配合使用，称为点揉。

② 掌揉法主要用于头面、腰背、腹部。用于头面部时可以鱼际着力；用于腰骶部时可以掌根着力。

视频资源

扫一扫，可观看滚法、揉法操作（视频1-2）。

视频 1-2
滚法、揉法

### 4. 拿法

**五指拿法（图1-10）**：拇指与其余四指对合呈钳形，以五指指腹着力，通过掌指关节的屈伸运动所产生的力，将治疗部位捏而提起，称为拿法。对儿童施用此法时，可用拇、示、中三指着力进行操作。

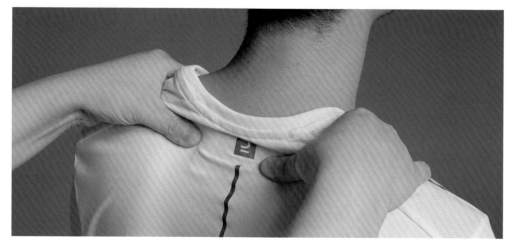

图 1-10　五指拿法

① 前臂放松，手掌空虚。

② 捏拿方向与肌腹垂直。

③ 动作连贯，用力由轻到重。

④ 以掌指关节运动为主，指间关节不动。

本法多用于头、颈、肩、腹、四肢等部位。

**5. 拨法**

按着力部位的不同，可分为拇指拨法和掌指拨法。

（1）拇指拨法（图1-11）

以拇指按于治疗部位，以上肢带动拇指，做垂直于软组织的单向或往返用力推动。也可以两手拇指重叠进行操作，或以其余四肢着力进行操作。

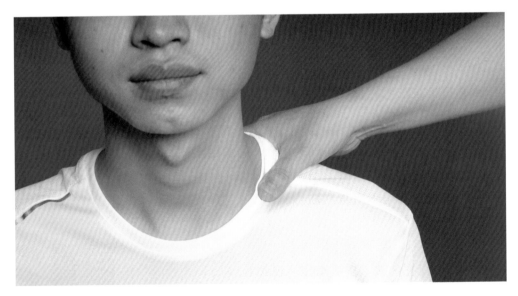

图1-11　拇指拨法

（2）掌指拨法（图1-12）

以一手拇指指腹置于治疗部位，另一手手掌置于该拇指之上，以掌发力，以拇指着力，做垂直于软组织的单向或往返用力推动。

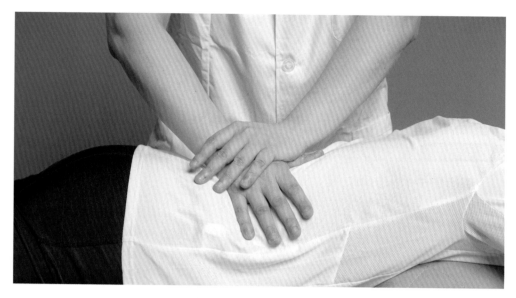

图1-12　掌指拨法

**动作要点**

① 先按后拨。

② 拨动时应垂直于软组织。

③ 以上肢带动着力部位，掌指关节及指间关节不动。

④ 拇指拨法时，拇指的运动方向为对掌运动方向。

**适用部位**

本法可用于全身各部位的软组织。主要用于伤科疾病的治疗。

① 拇指拨法用于肌腱、肌腹、腱鞘、韧带、神经干等部位。

② 掌指拨法用于肌腱、肌腹、腱鞘、韧带等部位。

**视频资源**

扫一扫，可观看拿法、拨法操作（视频1-3）。

视频1-3
拿法、拨法

### 6. 牵拉法

使神经根和肌肉受到牵拉的方法，称为牵拉法。按治疗部位的不同，可分为颈部牵拉法、上肢牵拉法、下肢牵拉法和背部牵拉法。

（1）颈部牵拉法（图1-13）

患者仰卧，医师立于其头侧。医师双前臂交叉，置于患者颈后，双手四指按于患者两肩前，使患者头部枕于医师前臂上。医师向上抬臂，使患者颈部极度屈曲，可牵拉颈肩部肌肉。

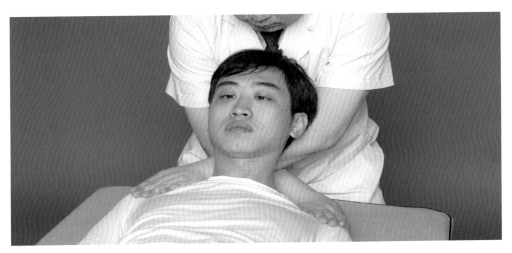

图1-13　颈部牵拉法

（2）上肢牵拉法（图1-14）

患者取坐位，医师立于侧后方。医师一手握患者手，另一手托住其肘部，使其上肢伸直上举、腕关节背伸，可牵拉臂丛神经。

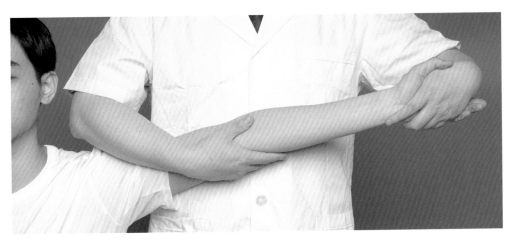

图1-14　上肢牵拉法

（3）下肢牵拉法（图1-15）

患者仰卧，医师立于床侧，一手扶患者膝部，另一手置于其足部，使其髋关节屈曲、下肢抬离床面、膝关节伸直、踝关节极度背伸，可牵拉坐骨神经。

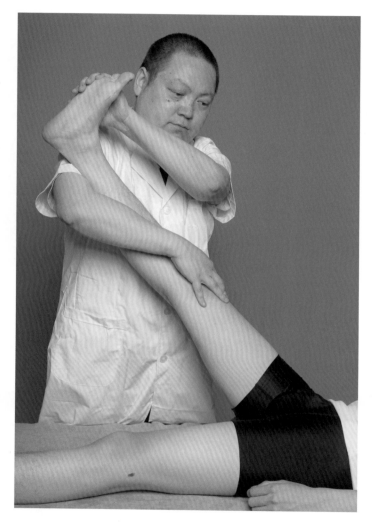

图1-15　下肢牵拉法

（4）背部牵拉法（图1-16）

患者仰卧，医师立于床侧，一手扶患者两膝，另一手扶其两踝，使其膝、髋关节极度屈曲，可牵拉腰背肌。亦可一手扶患者两膝，另一手托其骶部，牵拉腰背肌。

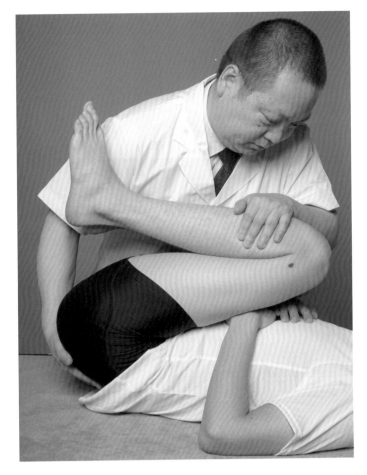

图1-16　背部牵拉法

**动作要点**

① 要根据肌肉走行方向决定牵拉动作。

② 关节活动应在正常生理活动范围内进行。

**适用部位**

本法适用于四肢关节及脊柱，主要用于治疗肌肉痉挛和神经根处粘连。

视频 1-4
牵拉法

## 视频资源

扫一扫，可观看牵拉法操作（视频1-4）。

### 7. 搓法

按着力部位的不同，可分为虎口搓法和夹搓法。

**基本操作**

（1）虎口搓法（图1-17）

以两手虎口及示指掌面桡侧置于颈肩部快速搓动。

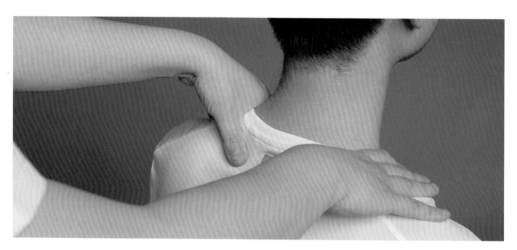

图1-17　虎口搓法

（2）夹搓法（图1-18）

以两手夹住肢体，相对用力，做相反方向的快速搓动，同时上下往返移动。

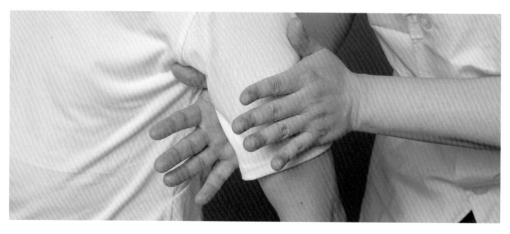

图1-18　夹搓法

① 两手用力要对称。

② 搓动要快，移动要慢。

① 虎口搓法主要用于颈肩部。

② 夹搓法主要用于上肢部。

### 8. 击法

按着力部位的不同，可分为侧击法和掌根击法。

（1）侧击法

五指自然伸直分开，腕关节伸直，以手的尺侧着力，双手交替有弹性、有节律地击打体表（图1-19）。亦可两手相合，同时击打治疗部位（图1-20）。

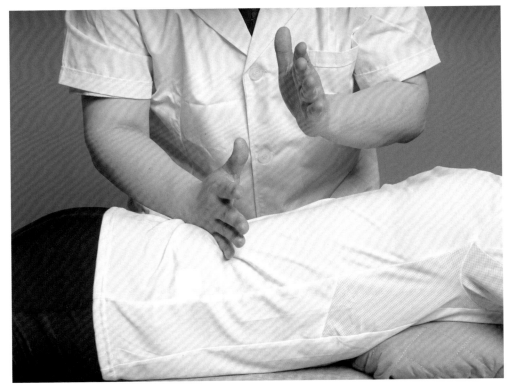

图1-19　侧击法1

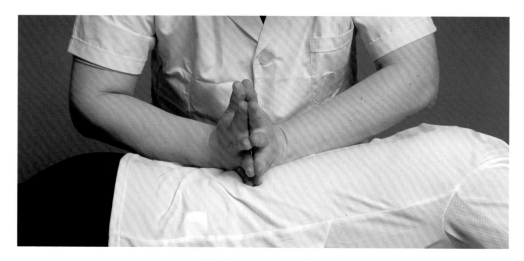

图1-20　侧击法2

（2）掌根击法（图1-21）

手指微屈，腕略背伸，以掌根着力，有弹性、有节律地击打体表。亦可握拳，以拳着力进行操作。

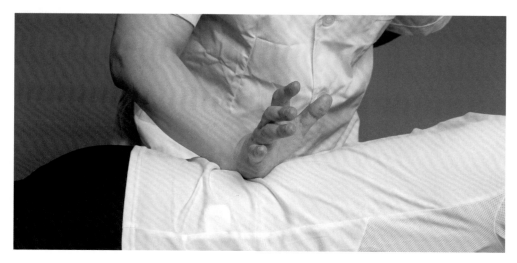

图1-21　掌根击法

**动作要点**

① 腕关节应放松。

② 肘关节的屈伸带动腕关节自由摆动。

③ 操作时应有一定节律。

本法多用于全身肌肉较丰厚之处。多在治疗结束时使用。

① 侧击法用于颈肩、腰背及下肢后侧。

② 掌根法用于腰背部。

## 视频资源

扫一扫，可观看搓法、击法操作（视频1-5）。

视频 1-5
搓法、击法

### 9. 按法

按治疗部位的不同，可分为普通按法和按压动脉法。

基本操作

（1）普通按法（图1-22）

以掌着力于治疗部位，垂直向下按压。

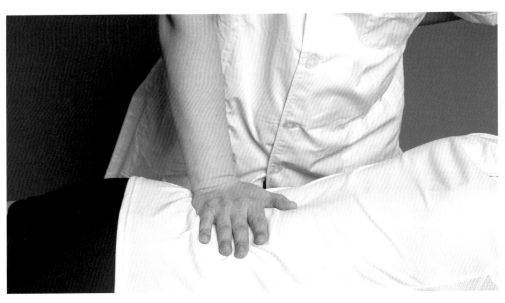

图1-22　普通按法

（2）按压动脉法（图1-23）

以拇指、掌、足按压于人体大动脉干上并持续一段时间，至肢体远端有凉感，或麻木感，或蚁走感，或有邪气下行感时，将拇指、掌或足轻轻抬起，使热气传至肢体远端。

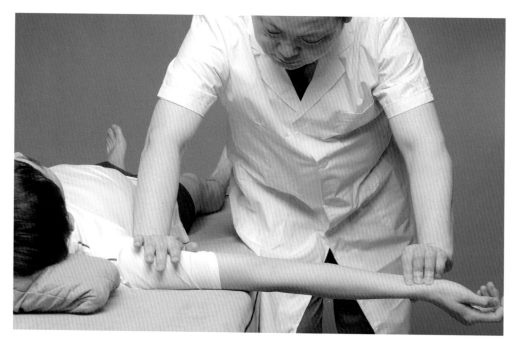

图1-23　按压动脉法

**动作要点**

① 普通按法在按压时，应逐渐用力。

② 按压动脉法应先感觉到动脉搏动，再按压30s或更长，然后再将拇指、掌、足缓慢抬起。

**适用部位**

① 普通按法多与其他手法结合应用，如与揉法结合应用称为按揉。

② 按压动脉法多用于人体大动脉干上，如腋动脉、股动脉等。

## 10. 摩法

**基本操作**

掌摩法（图1-24）：以掌轻放于治疗部位，做环形而有节律的抚摩。多常用于腹部，故亦称摩腹。在摩腹时，常按如下顺序进行：

胃脘部→上腹→脐→小腹→右下腹→右上腹→左上腹→左下腹

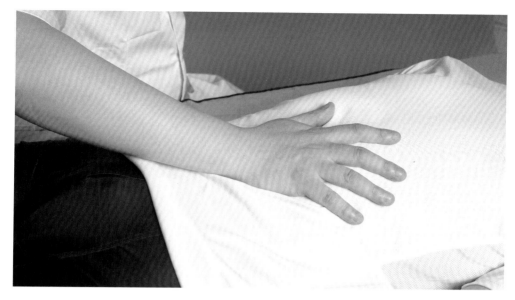

图1-24　掌摩法

动作要点

① 上肢及腕掌放松。

② 掌轻放于治疗部位。

③ 用力宜轻不宜重，速度宜缓不宜急。

适用部位

本法多用于腹部。亦可用于颜面部及穴位，一般多以指腹着力进行操作。

视频资源

扫一扫，可观看按法、摩法操作（视频1-6）。

**11. 擦法**

按着力部位的不同，可分为掌擦法和侧擦法。

视频 1-6
按法、摩法

基本操作

（1）掌擦法（图1-25）

用掌着力于治疗部位，做快速直线往返的摩擦运动。亦可用大鱼际着力进行操作。

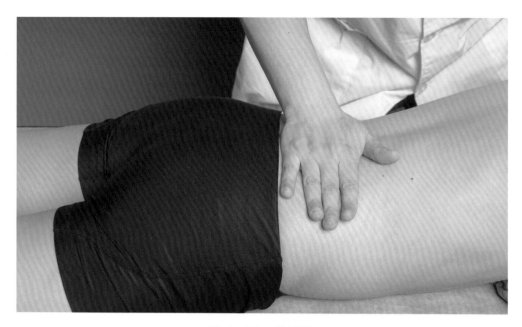

图1-25　掌擦法

（2）侧擦法（图1-26）

用手的尺侧着力于治疗部位，做快速直线往返的摩擦运动。

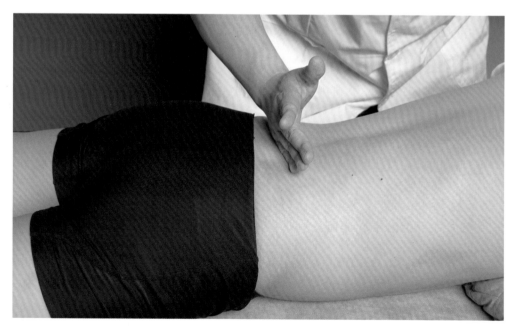

图1-26　侧擦法

① 应沿直线往返操作，不可歪斜。

② 着力部位紧贴皮肤，压力适中。

③ 往返距离尽量拉长。

④ 可涂适量润滑剂。

① 掌擦法接触面积大，产热低且慢，主要用于腰骶、四肢、肩部。

② 侧擦法接触面积小，产热高且快，主要用于腰骶、肩背及四肢。

### 12. 推法

按着力部位的不同，可分为掌推法和鱼际分推法。

（1）掌推法（图1-27）

用掌着力于治疗部位，做单方向的直线推动。

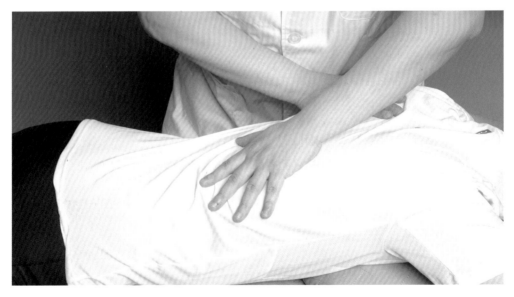

图1-27　掌推法

（2）鱼际分推法（图1-28）

以两手拇指桡侧及大鱼际着力于治疗部位，自正中向两侧分推。亦可用两手拇指指腹着力进行操作。

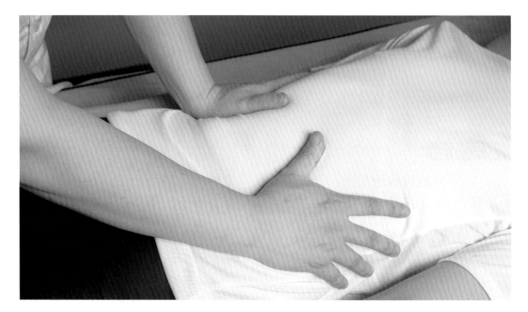

图1-28　鱼际分推法

动作要点

① 压力适中，做到轻而不浮，重而不滞。

② 推时应手指在前，掌根在后。

③ 应参考经络走行方向及血液运行方向推动。

适用部位

① 掌推法多用于背部、胸腹部、季肋部、下肢部。

② 鱼际分推法多用于腹部、肩背部。拇指指腹着力操作时可用于前额部。

**视频资源**

扫一扫，可观看擦法、推法操作（视频1-7）。

### 13. 抒法

按着力部位的不同，可分为拇指抒法和掌指抒法。

视频1-7
擦法、推法

基本操作

（1）拇指抒法（图1-29）

以拇指按于治疗部位，以上肢带动拇指，沿着腱鞘、条索、骨缝、脊柱两侧往返推动。

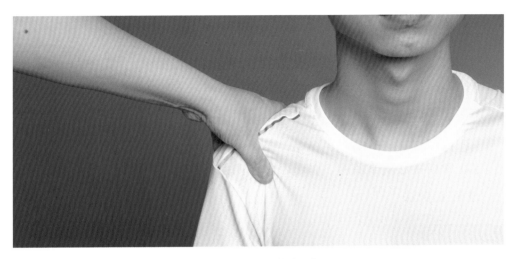

图1-29　拇指捋法

（2）掌指捋法（图1-30）

以一手拇指指腹置于施治部位，另一手手掌按于该拇指之上，以掌发力，以拇指着力，沿着脊柱两侧、肌腹、骨缝走行方向往返推动。

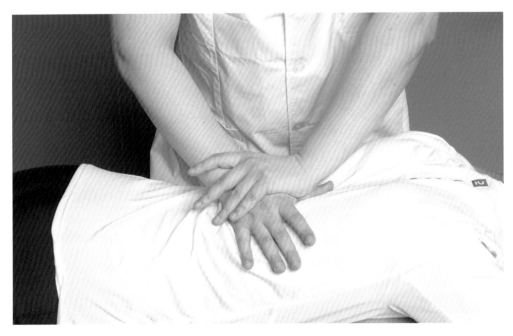

图1-30　掌指捋法

① 先按后捋。

② 应沿着软组织走行方向施用捋法。

③ 以上肢带动着力部位，掌指关节及指间关节不动。

④ 拇指捋法时，拇指的运动方向为对掌运动方向。

适用部位

① 拇指捋法用于腱鞘、条索、骨缝、脊柱两侧。

② 掌指捋法用于肌腹、骨缝、脊柱两侧。

### 14. 扫散法

基本操作

**指腹扫散法（图1-31）**：医师手指屈曲，以五指末节指腹置于患者头部两侧，做往返的、前后方向的快速滑动。

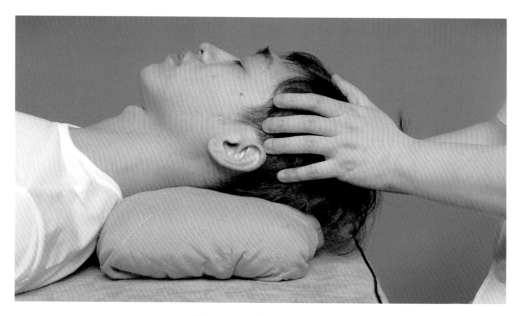

图1-31 指腹扫散法

动作要点

力量不宜重，仅达皮下。

适用部位

本法适用于头的两侧。

### 15. 点法

基本操作

以点的形式刺激患者体表，即为点法。点法在操作时多与人体穴位结合，又可称为点穴。在点穴时可持续用力点按，也可瞬间用力点按；可用拇指点按（图1-32），也可食指或食中指一起点按，还可用点穴枪点按。

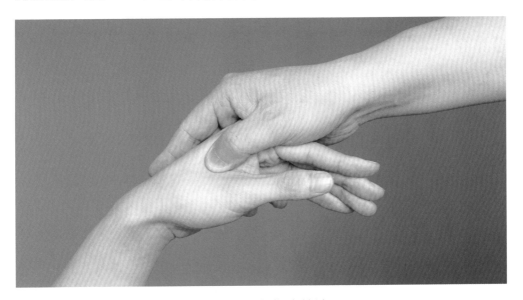

图1-32　拇指点按法

动作要点

在手指点穴时应保持一定姿势，避免在用力的过程中出现损伤。

适用部位

本法可适用于全身各部位，应根据具体情况，辨证选穴并配穴。

**视频资源**

扫一扫，可观看捋法、扫散法、点法操作（视频1-8）。

视频1-8
捋法、扫散法、
点法

### 16. 捏法

按着力部位的不同，可分为两指捏法和三指捏法。

（1）两指捏法（图1-33）

两手腕关节略尺偏，示指略屈，以中节桡侧横抵于皮肤，拇指置于示指前方的皮肤处，以拇指、示指捏拿皮肤，边捏边交替前进。

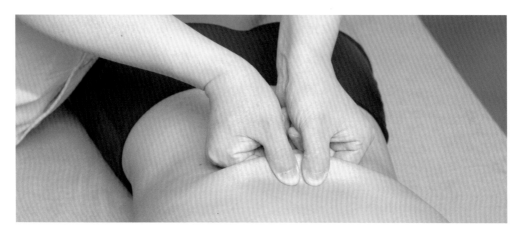

图1-33　两指捏法

（2）三指捏法（图1-34）

两手腕关节略背伸，拇指横抵于皮肤，示中两指略屈曲置于拇指前方的皮肤处，以三指捏拿肌肤，两手边捏边交替前进。

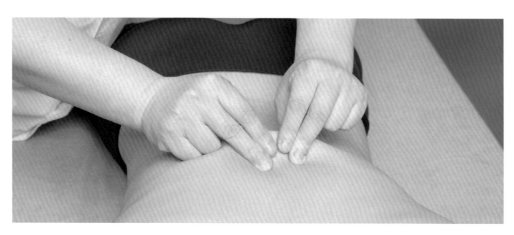

图1-34　三指捏法

**动作要点**

① 手腕应放松，两手交替要协调。

② 应沿直线捏，不要歪斜。

③ 捏拿肌肤松紧要适宜。

**适用部位**

本法适用于背部督脉及两侧的足太阳膀胱经。

**17. 捻法**

**基本操作**

　　两指捻法（图1-35）：用拇指罗纹面与示指桡侧缘夹住治疗部位，做上下快速揉捻。

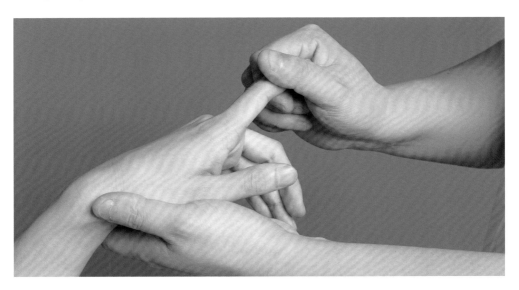

图1-35　两指捻法

**动作要点**

① 捻动要快，移动要慢。

② 捻动时以示指运动为主，拇指运动为辅。

**适用部位**

本法用于手指部和耳部。

## 18. 振法

按动作形式的不同，可分为伸肘振法和屈肘振法。

**基本操作**

（1）伸肘振法（图1-36）

肘关节微屈或伸直，用掌着力于治疗部位，通过上肢静止性用力，传递至手掌，做连续、快速的上下颤动。可单掌操作，亦可叠掌操作。

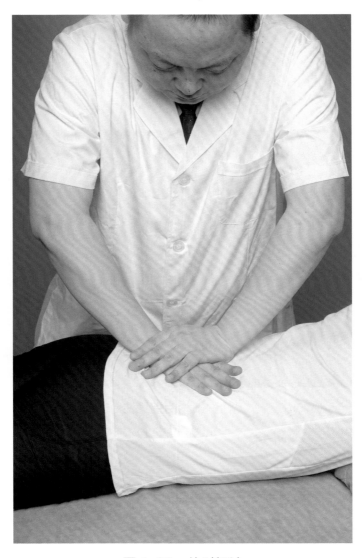

图1-36　伸肘振法

（2）屈肘振法（图1-37）

屈肘约90°，上臂放松，用掌着力于治疗部位，通过前臂屈伸肌群的交替收缩，使产生的力传递至手掌，做连续、快速的上下颤动。亦可以指腹着力进行操作。

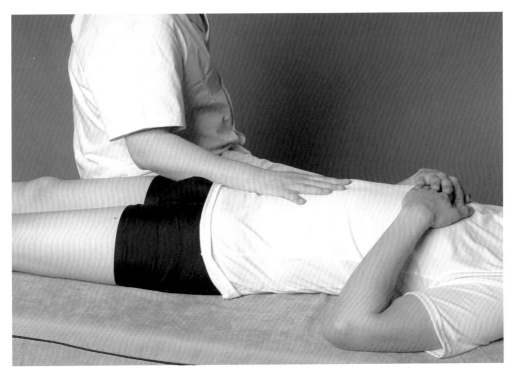

图1-37　屈肘振法

动作要点

① 着力部位应紧贴皮肤。
② 振动频率要快，200～300次/min。
③ 振颤应传达至治疗部位的深层。

适用部位

本法适用于腹部、腰背部及全身穴位。

视频资源

扫一扫，可观看捏法、捻法、振法操作（视频1-9）。

视频1-9
捏法、捻法、振法

## 二、作用于人体骨关节的手法

作用于人体骨关节的手法，包括常用的摇法、扳法、抖法和拔伸法4类手法，每类手法又包含不同部位的操作手法。此类手法直接作用于骨关节，多通过医师专业的手法操作，使患者骨关节产生被动运动，并以此产生相应的效果。

每个手法均由患者的体位、医师的体位、患者的配合动作和医师的具体操作四个核心要素构成，其中患者的体位一般包括坐位、站立位、卧位（仰卧、俯卧、侧卧）；医师一般多站立于患者身侧，包括患侧、健侧、后方、前方等；部分手法操作需要患者的配合，患者的配合动作多在医师操作前进行，除了便于医师进行手法操作外，还有助于医师观察患者骨关节主动活动的情况，便于完善后续的治疗方案；医师的具体操作是此类手法的关键，因患者骨关节在医源性外力作用下产生被动运动，要求医师在操作时不可使用暴力、蛮力，并要充分考虑患者骨关节的生理活动范围。

### 1. 摇法

**基本操作**

（1）颈部摇法（图1-38）

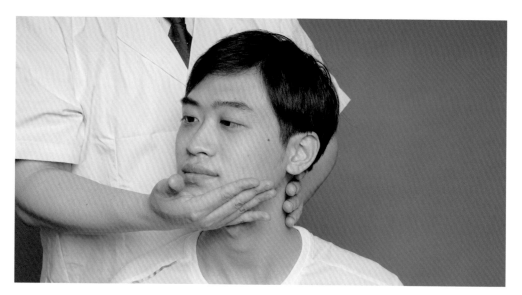

图1-38　颈部摇法

患者取坐位，颈部放松。医师站在患者的侧后方，一手扶住患者的后枕部，另一手托住患者下颌，略向上拔伸后做缓慢的环旋摇动，并使其摇动的范围逐渐加大。亦可用肘夹住患者的下颌，另一手托住患者的后枕部，做缓慢的环旋摇动。

　　以下颌作参照，建议摇动的方向为：下颌向下→对侧→向上→同侧。

　　（2）腰部摇法

　　患者站立，弯腰扶住床边。医师站在患者的侧后方，一手扶住患者的腹部，另一手扶住患者的腰部，两手相对用力，环旋摇动患者的腰部，并使其摇动的范围逐渐加大（图1-39）。

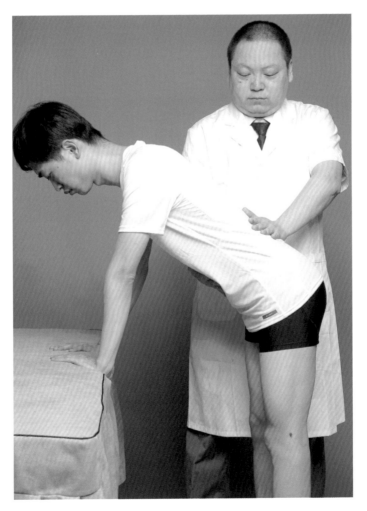

图1-39　腰部摇法1

亦可患者俯卧，下肢伸直。医师立于床侧，一手扶患者腰部，另一手于患者大腿下段托住患者双下肢，环旋摇动患者腰部，并使其摇动的范围逐渐加大（图1-40）。

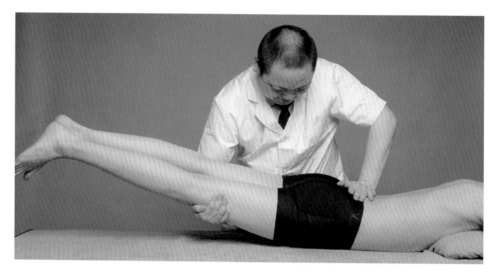

图1-40　腰部摇法2

（3）肩部摇法（图1-41）

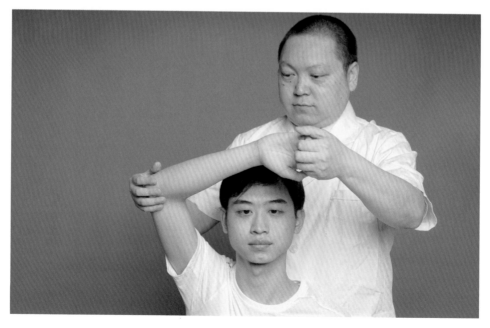

图1-41　肩部摇法

医师站于患者健侧后方，以腹部顶住患者背部，一手托住患者患侧肘部，另一手握住患者患侧手指或手的尺侧，环旋摇动肩关节，并使其摇动的范围逐渐加大。

以肘作参考，建议的摇动方向为：肘向前下→前上→后上→后下→前下。

（4）前臂摇法（图1-42）

医师一手托住患者的肘关节，另一手握住患者的腕部，旋前或旋后摇动患者的前臂。

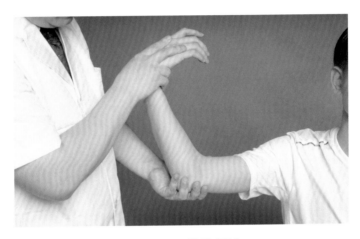

图1-42　前臂摇法

（5）腕部摇法（图1-43）

医师一手握住患肢前臂下段，另一手五指与患者的五指交叉握住，环旋摇动腕关节。使患者腕关节充分做背伸→尺偏→屈曲→桡偏的活动。

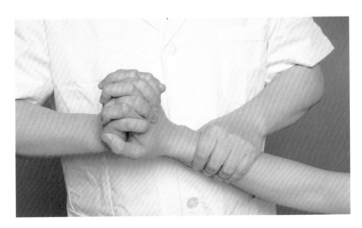

图1-43　腕部摇法

**视频资源**

扫一扫，可观看颈部、腰部、肩部、前臂摇法操作
（视频1-10）。

视频1-10
颈部、腰部、肩部、
前臂摇法

（6）髋部摇法

患者取仰卧位，下肢伸直。医师站在患侧，一
手扶患侧膝部，另一手扶踝；先使膝关节屈曲（图
1-44），同时使患侧髋关节外展、外旋至最大限度
（图1-45），然后使髋、膝关节极度屈曲；再使髋关节极度内收、内旋（图
1-46），最后伸直患侧下肢。

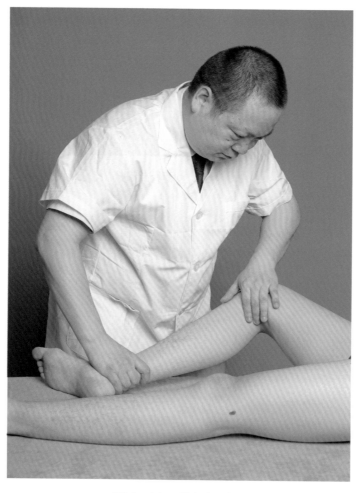

图1-44  髋部摇法1

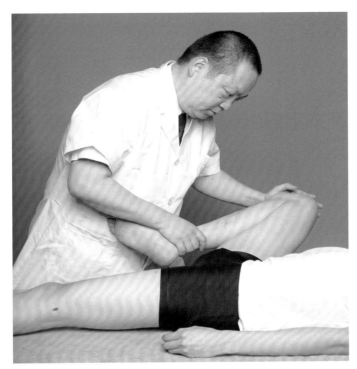

图 1-45　髋部摇法 2

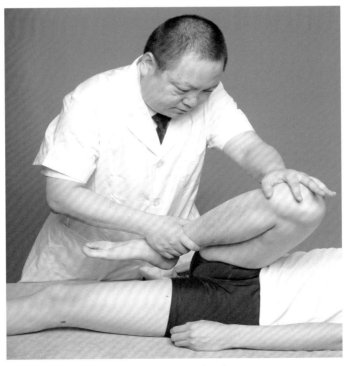

图 1-46　髋部摇法 3

（7）膝部摇法

患者取仰卧位。医师站在患侧，一手扶膝，一手托踝，环旋摇动膝关节（图1-47）。

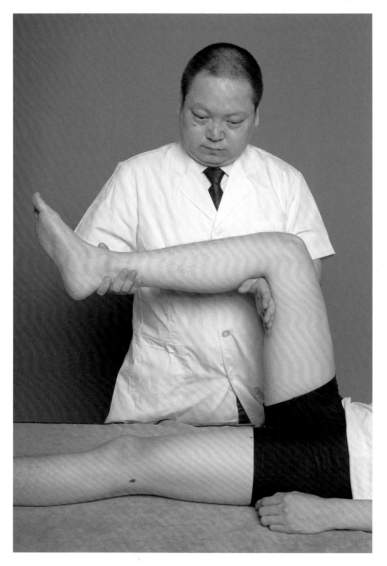

图1-47　膝部摇法1

亦可患者取俯卧位。医师站在患者的侧方，一手扶患者大腿后侧，另一手扶患者的足跟部或小腿下段，环旋摇动患者的膝关节，并使其摇动的范围逐渐加大（图1-48）。

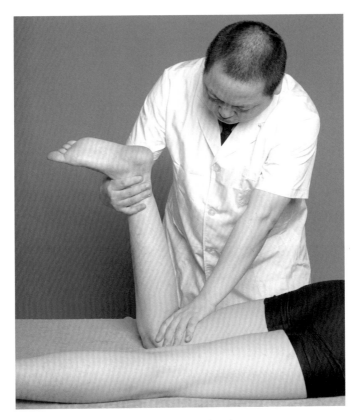

图1-48　膝部摇法2

（8）踝部摇法（图1-49）

患者取仰卧位。医师一手托患者的足跟部，另一手握患者的前足部，环旋摇动踝关节，并使其摇动的范围逐渐加大。

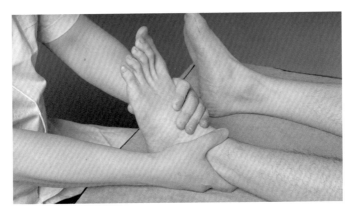

图1-49　踝部摇法

**视频资源**

扫一扫，可观看腕部、髋部、膝部摇法操作（视频
1-11）。

视频 1-11
腕部、髋部、
膝部摇法

（9）颈部侧扳法（图1-50）

以头向右侧屈受限为例。医师站在患者的左侧，
以右肘压患者的左肩，右手从患者头后钩住患者的颈部，左手置于患者头
侧（左耳上方）。先使患者头右侧屈至最大限度，然后瞬间用力，加大侧屈
5°～10°，随即松手。

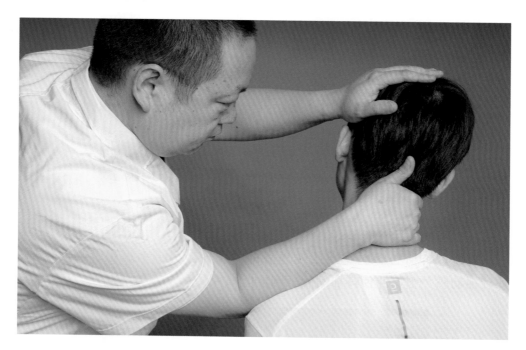

图1-50 颈部侧扳法

**动作要点**

① 摇法操作前应使治疗部位充分放松。

② 摇动时速度宜缓不宜急。过于快速的摇动易致患者不适，如快速摇
动患者颈部易致眩晕。

③ 摇动的幅度应根据患者各部位受限程度而定，仅在受限区域内摇动
即可。

适用于全身关节。多用于治疗关节活动受限。

## 2. 抖法

基本操作

（1）肩部抖法（图1-51）

患者取坐位，患侧上肢伸直外展。医师站在患侧，双手握住患者的手指，在牵引其上肢的情况下，做连续、小幅度、均匀、快速的上下抖动使抖动上传至肩关节，而使肩关节抖动的幅度最大。在抖动过程中，可以瞬间加大抖动幅度3～5次，但只加大抖动的幅度，不加大牵引力。

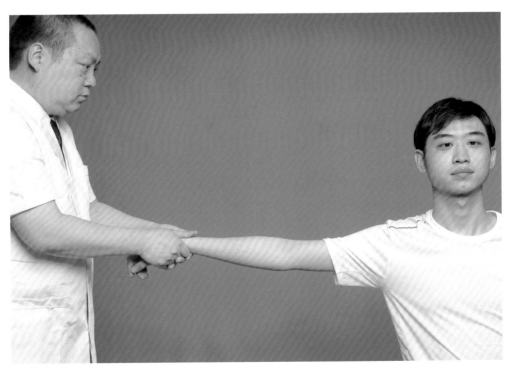

图1-51　肩部抖法

（2）髋部抖法（图1-52）

患者取侧卧位，健侧下肢屈曲在下，患侧下肢伸直在上。医师站在其足底侧，双手握住患者踝关节，拔伸牵引后，在维持牵引的情况下，做上下、快速的抖动。

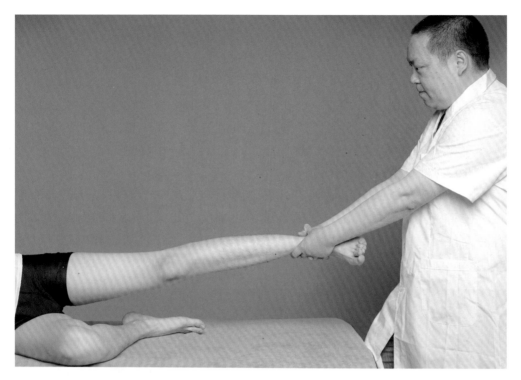

图1-52　髋部抖法

① 在抖动过程中，始终要有牵引的力量。

② 抖动时必须做到连续、小幅度、快速、均匀。

适用部位

本法适用于上、下肢。多用于治疗关节活动受限。

视频资源

扫一扫，可观看踝部摇法、颈部侧扳法、肩部及髋部
抖法操作（视频1-12）。

### 3. 拔伸法

基本操作

（1）肩部拔伸法（图1-53）

患者取坐位。医师站在患者患侧的前方，双手握住患者腕部（患者手

视频1-12
踝部摇法、颈部
侧扳法、肩部及
髋部抖法

掌朝里），逐渐向上拔伸患肢。

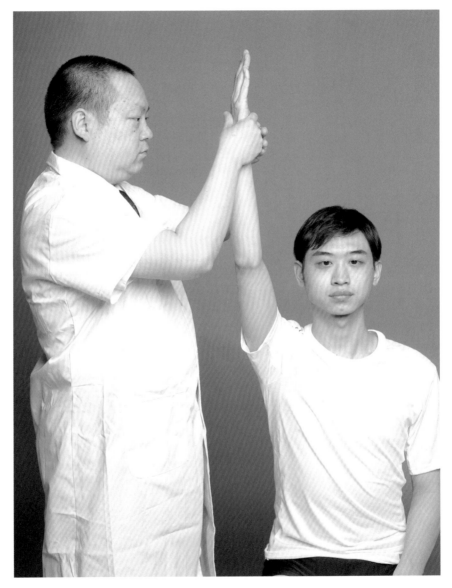

图1-53　肩部拔伸法

（2）膝关节拔伸法（图1-54）

患者取仰卧位。医师站在患者足底侧，一手托患者足跟，另一手握患肢足部。先使患侧膝关节屈曲，然后迅速拔伸，使患膝伸直。可反复操作。

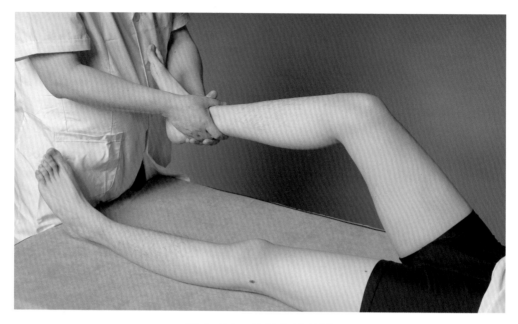

图1-54　膝关节拔伸法

（3）颈部拔伸法（图1-55）

患者取仰卧位。医师坐于其头顶侧，一手托患者后枕部，另一手置于患者下颌处，两手用力拔伸患者颈部。

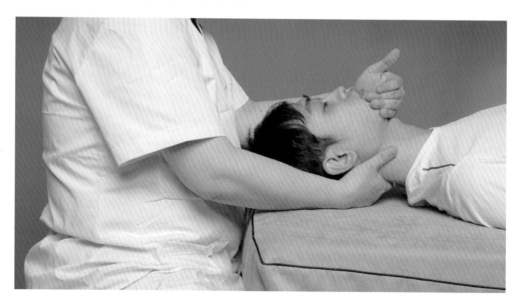

图1-55　颈部拔伸法

（4）腰部拔伸法（图1-56）

患者取俯卧位。一助手固定患者肩部。医师站在患者足底侧，双手托住患者的两个踝关节。医师两臂伸直，身体后仰，与助手相对用力，拔伸患者的腰部。

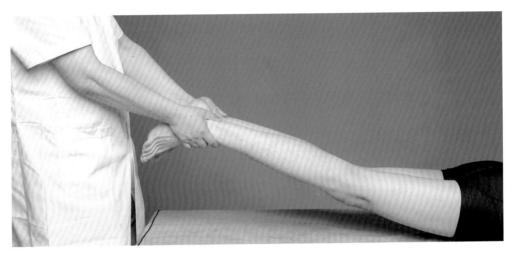

图1-56　腰部拔伸法

（5）手指拔伸法（图1-57）

患者取坐位或仰卧位。医师一手拿住患者的腕部，另一手手握空拳，拇指盖于拳眼，示中两指夹住患者的指端，然后迅速地拔伸。

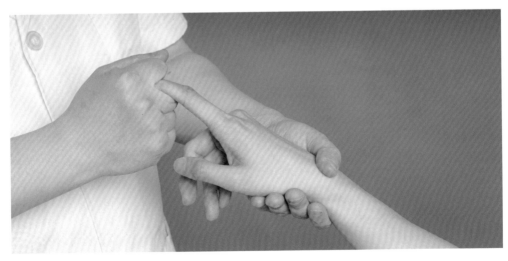

图1-57　手指拔伸法

① 在正常的关节活动范围内，拔伸的速度可稍快。

② 应根据患者的病情、体质选择拔伸的力量。

**适用部位**

本法适用于各关节。多用于治疗因粘连引起的关节活动受限。

## 视频资源

扫一扫，可观看拔伸法操作（视频1-13）。

### 4. 扳法

**基本操作**

视频 1-13
拔伸法

（1）颈椎定位旋转扳法

以棘突向右偏为例。患者取坐位。医师站于患者右后方，用左手拇指顶住偏歪棘突的右侧，先使患者头部前屈至要扳动椎骨的棘突开始运动时，再使患者头向左侧屈、面部向右旋转至最大限度（图1-58），然后医师用右手托住患者下颌，待患者放松后，做一个有控制的、稍增大幅度的、瞬间的旋转扳动，同时左手拇指向左推按偏歪的棘突，听到弹响即表明复位（图1-59）。亦可用肘夹住患者下颌做此扳法。

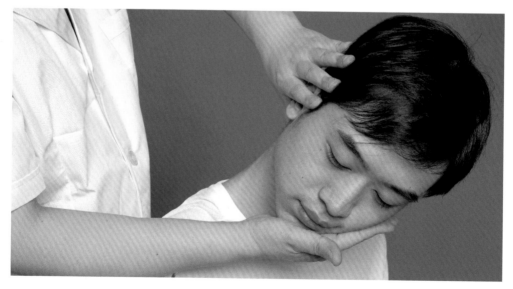

图1-58　颈椎定位旋转扳法1

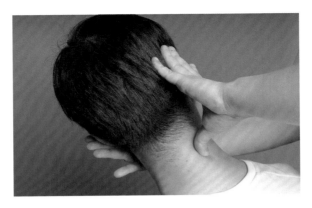

图 1-59　颈椎定位旋转扳法 2

（2）颈部端提法

患者坐于矮凳上，两腿向前伸直，两手置于大腿上。以右侧操作为例。医师站于患者右侧，屈膝略下蹲，抬右臂屈肘，用右肘部平托于患者颌下，右手托扶患者左侧颈部，左手扶患者枕部（图 1-60）。轻轻上提拉紧，做轻度的前后摇晃，令患者颈部肌肉放松，随即突然向上方端提，闻及关节牵开的响声，即达目的（图 1-61）。在此基础上，对于侧向移位者，顶住偏歪棘突的拇指可向对侧推按以使椎骨复位。

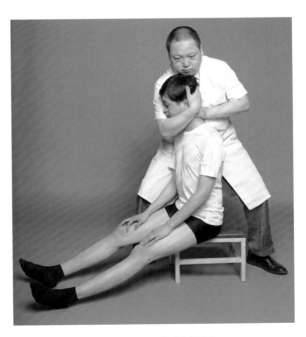

图 1-60　颈部端提法 1

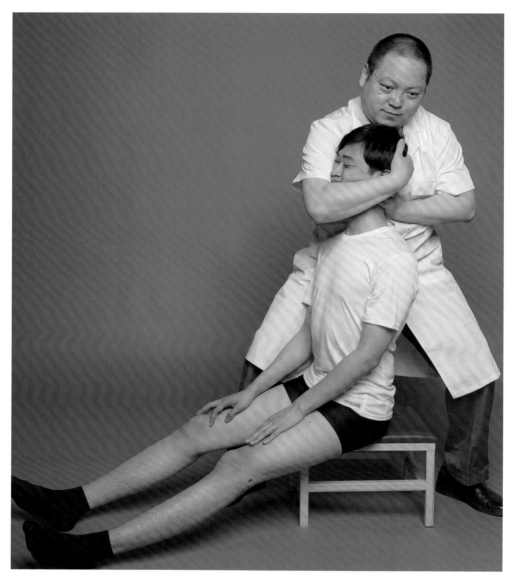

图1-61　颈部端提法2

（3）颈部旋牵法（图1-62，图1-63）

以棘突向右偏为例。患者取仰卧位，肩部置于床边，头、颈部置于床外，头先转向右侧至最大限度。医师站在患者头顶侧，左臂自患者右颊部穿出，左手托其下颌，右手小鱼际置于患者枕骨左下缘。双手协同用力，沿患者垂直轴拔伸患者颈部至最大限度，待患者放松后，做一个有控制的、稍增大幅度的、瞬间的牵拉扳动，闻及关节牵开的响声，即达目的。

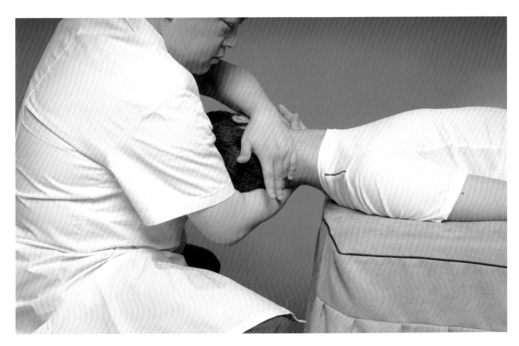

图1-62　颈部旋牵法1

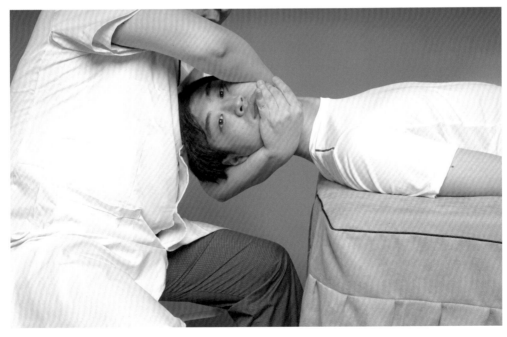

图1-63　颈部旋牵法2

**视频资源**

扫一扫，可观看颈部整复法操作（视频1-14）。

视频 1-14
颈部整复法

（4）胸部提抖法（图1-64）

患者取坐位，两手交叉扣住置于颈后。医师站在患者身后，胸部顶住患者背部，两上肢从上臂之前绕至颈后，并且交叉扣住置于患者颈后。先环旋摇动患者，待患者放松后，医师两上肢迅速向后上方提拉，同时医师胸部向前顶，听到弹响即表明复位。此法亦可在患者站立位下进行操作。

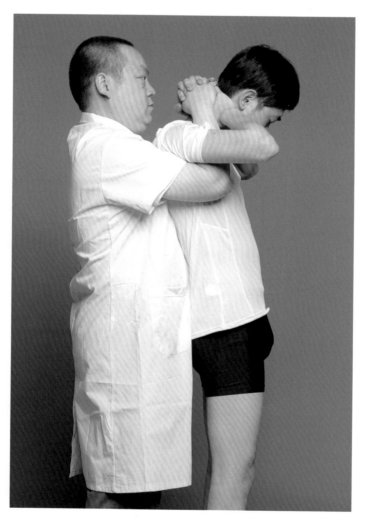

图1-64　胸部提抖法

（5）背部按法（图1-65）

以棘突向右偏为例。患者取俯卧位。医师站于患者的左侧，右手掌根置于脊柱的右侧（靠近脊柱），左手掌根置于脊柱的左侧（略远离脊柱），两手交叉，待患者呼气末，分别向外下方瞬间用力（左手之力大于右手），听到弹响即表明复位。

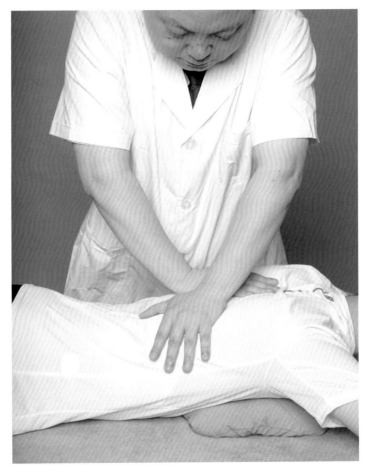

图1-65　背部按法

（6）仰卧位胸椎整复法

患者先坐于床上，两臂交叉置于胸前。医师一手半握拳，置于患者偏歪棘突的两侧（图1-66）。然后患者两臂交叉置于胸前，并逐渐仰卧于床上。医师胸部抵住患者两臂，并嘱患者呼气，在呼气末瞬间按压，听到弹响即表明复位（图1-67）。

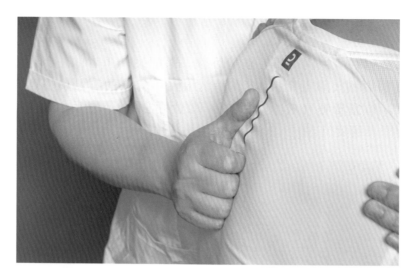

图1-66　仰卧位胸椎整复法1

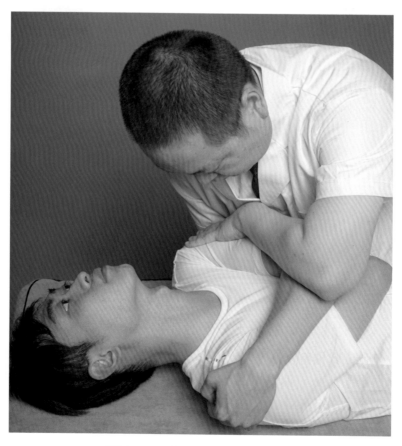

图1-67　仰卧位胸椎整复法2

（7）胸椎后伸扳肩法（图1-68）

以棘突向左偏为例。患者取俯卧位。医师站在患者的左侧，以右手掌根顶住偏歪棘突的左侧，左手置于右肩前，两手相对用力，使背部后伸并且旋转，至最大限度时，两手瞬间用力，听到弹响即表明复位。

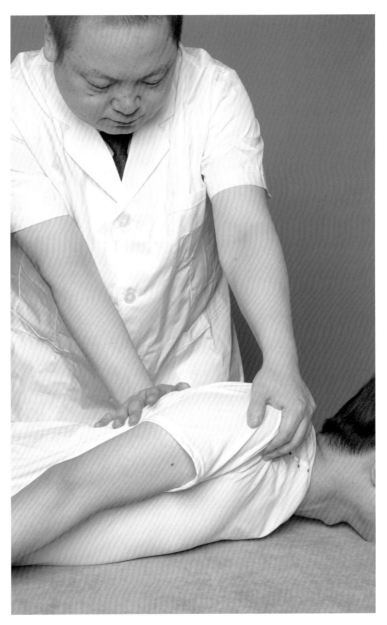

图1-68　胸椎后伸扳肩法

**视频资源**

扫一扫，可观看胸部整复法操作（视频1-15）。

视频 1-15
胸部整复法

（8）腰部侧扳法（图1-69）

患者取健侧卧位，健侧下肢伸直在下，患侧下肢屈曲在上，健侧上肢置于胸前，患侧上肢置于身后。医师站在患者腹侧，一手或前臂上段置于患侧肩前，另一上肢的前臂尺侧置于患者臀后。医师两手相对用力并逐渐加大患者腰部旋转角度，至最大限度时，瞬间用力，加大旋转的角度，听到弹响即表明复位。

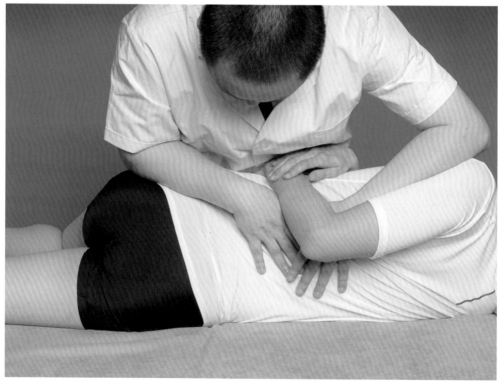

图1-69　腰部侧扳法

（9）腰部后伸扳腿法（图1-70）

患者取俯卧位。医师站在患者侧方，一手置于对侧大腿下段的前外侧，另一手按压患者腰骶部。两手相对用力，使患者腰部后伸至最大限度后，瞬间用力，加大后伸5°～10°。

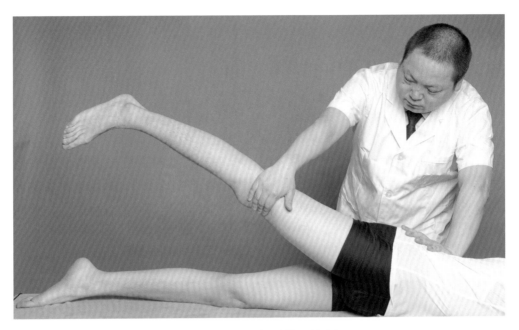

图1-70　腰部后伸扳腿法

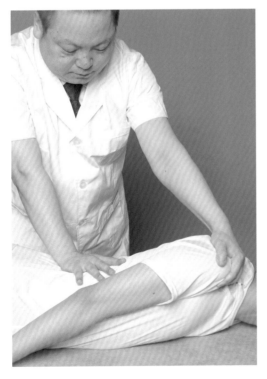

图1-71　腰部后伸扳肩法

（10）腰部后伸扳肩法（图1-71）

以棘突向左偏为例。患者取俯卧位。医师站在患者的左侧，右手顶住偏歪（胸腰段）棘突的左侧并向右方推；左手置于右肩前。两手相对用力，使患者腰部后伸至最大限度，待患者腰部放松后，医师两手瞬间用力，听到弹响即表明复位。

### 视频资源

扫一扫，可观看腰部整复法操作（视频1-16）。

视频1-16
腰部整复法1

（11）腰椎定位旋转扳法

以棘突向右偏为例。患者取坐位，右手置于颈后。一位助手固定患者的大腿部。医师坐在患者右后方，左手拇指置于偏歪棘突的右侧，右手从患者右上臂之前绕至前臂之后，并且置于患者颈后（图1-72）。先使患者腰部前屈至所要扳动的椎骨棘突开始运动时，再使患者腰部左侧屈并且右旋至最大限度（以上3个动作在腰部旋转过程中同时进行）后，做一个有控制的、稍增大幅度的、瞬间的旋转扳动；同时左手拇指向左推按偏歪的棘突，听到弹响即表明复位（图1-73）。

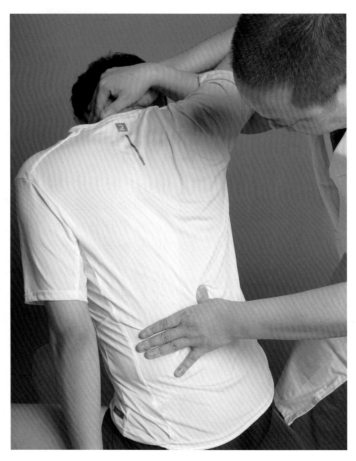

图1-72　腰椎定位旋转扳法1

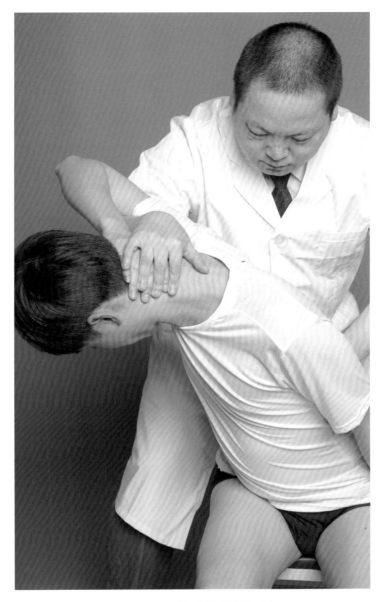

图 1-73　腰椎定位旋转扳法 2

（12）直腰旋转扳法（图1-74）

以腰部向右旋转受限为例。患者取坐位。医师站在患者的右前方，以右腿的外侧顶住患者右大腿的外侧。医师左手置于患者右肩前，右手置于左肩后，两手相对用力，使患者腰部向右旋转至最大限度后，瞬间用力，加大旋转5°～10°，听到弹响即表明复位。

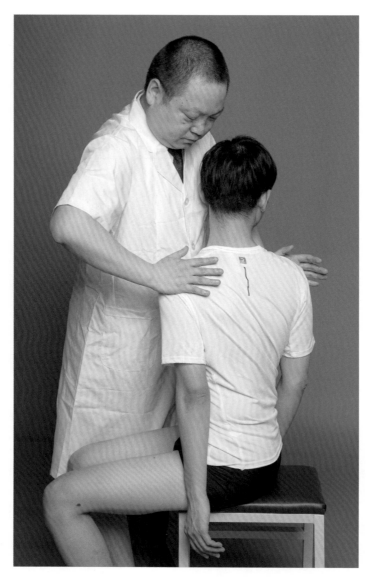

图1-74　直腰旋转扳法

（13）腰部抖法

患者取俯卧位。一位助手固定患者腋下。医师双手托住患者两个踝关节，两臂伸直，身体后仰（图1-75），与助手相对用力，牵引患者的腰部，待患者腰部放松后，医师身体先向前（图1-76），然后身体后仰，瞬间用力，上下抖动，使患者腰部抖动的幅度最大（图1-77）。如此反复操作3～5次。

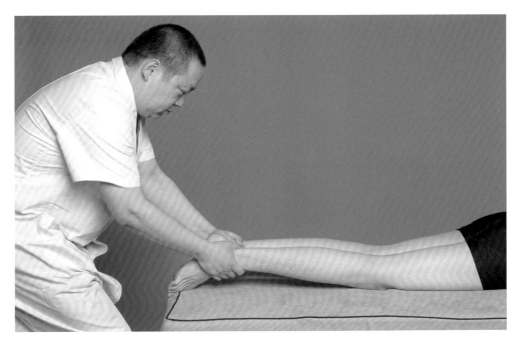

图1-75　腰部抖法1

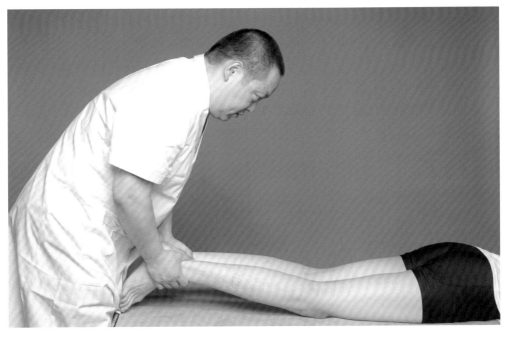

图1-76　腰部抖法2

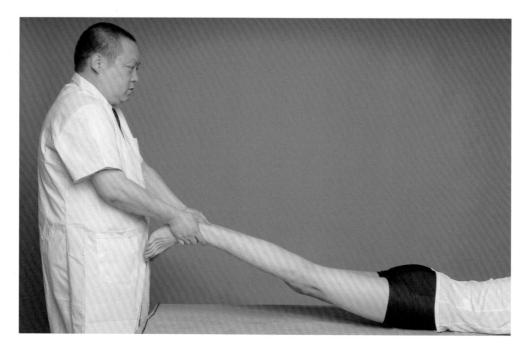

图 1-77　腰部抖法 3

**动作要点**

① 定位要准，如"用……手（膝）顶住偏歪的棘突"。

② 用力要稳、要准、要轻巧，即要"做一个有控制的、稍增大幅度的、瞬间的旋转扳动"。

③ 无论哪种扳法，都应在最大限度时用力。

**适用部位**

本法主要用于脊柱。多用于治疗颈、胸、腰、骶椎的解剖位置紊乱，即筋伤中的"骨错缝"。

**视频资源**

扫一扫，可观看腰部整复法操作（视频1-17）。

视频 1-17
腰部整复法 2

# 第二章
# 推拿临床检查法

# 第一节　一般检查法

按摩推拿的检查法，是在中医学和现代医学的理论指导下，运用传统中医的检查诊断技术以及现代医学中物理检查的方法，对所收集的临床资料，尤其是各种临床症状，进行辨别、分析、归纳，从而明确病情的过程。检查法是在进行临床治疗之前的首要工作，只有明确病情，才能确定合理有效的治疗方案。

推拿临床检查法，包括一般检查和特殊检查。一般检查，是以中医学四诊为核心，结合按摩推拿疗法本身的特点，针对患者的一般症状进行系统的检查，并对患者的病情作出初步判断。包括望诊、闻诊、问诊、切诊和量诊。

## 一、望诊

### 1. 望神与色

望神与色可以了解患者的整体状况，神的存亡关系着生死之根本，望神可以判断损伤的轻重、病情的缓急和损伤过程中的转化情况。

### 2. 望形态

通过姿势、色泽和局部形态判断损伤的有无及轻重。

### 3. 望舌

望舌质及苔色，虽然不能直接判断损伤的部位及性质，但通过望舌可以判断人体气血的盛衰、津液的盈亏、病情的进退、病邪的性质、病位的深浅以及伤后机体的变化。

### 4. 望畸形

常见的畸形有：短缩、变长、旋转、成角、凸起及凹陷等。

在伤科中，脊柱侧凸可能为腰椎间盘突出症，扛肩现象可能为肩周炎，携带角变大为肘外翻畸形，"O形腿"为膝内翻。在神经损伤中，垂腕为桡神经损伤的特点，足下垂是腓总神经损伤的特点。肢体明显的畸形表明骨折或关节脱位的存在。特定的畸形有特定的诊断意义，如"方肩"是肩关节前脱位的特有畸形，"餐叉"样畸形是桡骨远端伸直型骨折的特有畸形；"靴状肘"是肘关节后脱位及肱骨髁上骨折伸直型的特有畸形，"粘膝征"是髋关节后脱位的特有畸形。陈旧性骨折及脱位因肌肉不运动可出现肌肉萎缩。因此望畸形对于外伤的辨证是十分重要的。

**5. 望肿胀、瘀斑**

人体损伤，伤及气血，气滞血凝，瘀积不散，滞于体表则为肿胀、瘀斑。

观察肿胀的程度、色泽的变化可以推断损伤的轻重。根据肿胀程度及瘀斑的色泽，来判断损伤的性质。如肿胀严重，瘀斑青紫明显者可为骨折或较重的筋伤；稍有瘀斑或无青紫者常为轻伤。损伤早期有明显的局部肿胀，可能有裂纹骨折或撕脱性骨折存在；肿胀严重、皮肤青紫者为新鲜损伤；大面积肿胀，肤色青紫或伴有黑色者多为严重挤压伤；肿胀较轻，皮肤青紫带黄绿色者为陈旧损伤；肤色紫黑者，应考虑组织坏死。从瘀斑颜色来分，通常损伤早期呈红色为伤及皮肉，青色为伤及脉络，紫或紫中透黑为伤及骨，远端苍白为缺血的表现，损伤后期呈现黄色为瘀血消散好转的表现。

**6. 望创口**

对于开放性损伤，须注意创口的大小、深浅，边缘是否整齐，创面污染程度，创口的色泽（鲜红、紫暗或是苍白），创面分泌物多少，有无出血及出血量的多少。

对于已感染的伤口，应注意流脓是否畅通，脓液的气味及稀稠等情况。若有肉芽组织存在，而且其颜色红润说明脓毒已尽；颜色苍白晦暗则为脓毒未尽；若伤口周边紫黑、臭味特殊，有气溢出者应该考虑气性坏疽。

**7. 望肢体功能**

要对患者肢体的负重功能及运动功能进行检查。上肢重点检查运动功能，下肢运动、负重功能均要检查。若运动功能受限应注意主动运动、被动运动两方面的检查，并且结合量诊、摸诊查明运动受限的方向及程度。检查时应注意使用患侧与健侧对比的方法测定肢体的功能。

## 二、闻诊

闻诊除注意听患者的语言、呼吸、咳嗽、呕吐音及伤口、二便或其他排出物气味等一般内容外，伤科闻诊时还应注意以下几点：

**1. 骨擦音**

骨折断端互相摩擦的声音或摩擦感，称骨擦音（感）。骨擦音是非嵌插骨折的主要体征之一。骨擦音不仅可以帮助辨明是否存在骨折，而且还可进一步分析骨折属于何种性质。骨擦音经治疗后消失，表示断端已接续。但应注意的是医师不宜主动去寻找骨擦音，以免增加患者的痛苦和损伤。

**2. 关节入臼声**

关节脱位在整复成功时，常能听到"格登"一声，此声称为入臼声。当复位时听到此响声即表明复位。

**3. 伤筋声**

在检查伤筋时，部分患者损伤局部可有特殊的摩擦音或弹响声，最常见的有以下几种：

（1）关节摩擦音

关节摩擦音为关节运动时发自关节内或关节周围的摩擦音。检查的方法是：医师一手放在患者关节部位，另一手移动关节远端的肢体。可检查出关节摩擦音，或感到有摩擦感。柔和的摩擦音多为一些慢性或亚急性关节炎等，粗糙的摩擦音多为骨性关节炎等。如在关节运动之某一角度，经常在关节内出现一个尖细的声音，表示关节内有移位的软骨或游离体。

（2）腱鞘炎及肌腱周围炎的摩擦音

屈伸运动时腱鞘处的摩擦音为腱鞘炎，如指屈肌腱狭窄性腱鞘炎患者在做屈伸手指时可听到弹响声，是该肌腱通过肥厚之腱鞘时所产生，所以习惯上又把这种狭窄性腱鞘炎称为弹响指。在检查肌腱周围炎时，常可听到类似揉捻头发时发出的一种声音，即"捻发音"。多在炎性渗出液的肌腱周围听到。好发于前臂的伸肌群、大腿的股四头肌和小腿的跟腱部。

（3）关节弹响声

在膝关节半月板损伤或关节内有游离体时，在做膝关节屈伸旋转运动时可出现弹响声。

（4）听啼哭声

检查小儿患者时，注意啼哭声的变化，以辨别损伤之部位。因小儿不能准确说明损伤部位的情况，家属有时也不能提供可靠病史，所以检查患儿时，若摸到患肢某一部位，小儿啼哭或哭声加剧，则往往提示该处是损伤的部位。

（5）听创伤皮下气肿音

创伤后若发现大片皮下组织有不相称的弥漫性肿起时，应检查有无皮下气肿。当皮下组织中有气体存在时，会有一种特殊的捻发音或捻发感，检查时把手指分开呈扇形，轻轻揉按患部就能感到。肋骨骨折后，若断端刺破肺脏，空气渗入皮下组织可形成皮下气肿；开放骨折合并气性坏疽时形成一定量的气体后，可出现皮下气肿；在手术创口周围，或缝合裂口时，如有空气残留在切口中，亦可发生皮下气肿。

## 三、问诊

问诊除了应收集患者姓名、性别、年龄、职业等一般情况，以往病史以及中医诊断学中"十问"的内容外，必须重点询问以下几个方面：

**1. 主诉**

应问清患者主要症状的特点、范围，性质、发病时间及病因。主要症状包括：疼痛、肿胀、麻木、运动功能障碍、畸形（包括错位、挛缩、肿物）。

**2. 发病时间**

问明损伤日期及发病时间以判断新伤或陈旧伤。

**3. 发病过程**

发病过程包括以下几个方面：

（1）伤势

问损伤的部位，受伤的过程中是否有晕厥，晕厥的时间以及醒后有无再昏迷，采用何种急救措施等。

（2）原因

损伤的原因包括跌仆、闪挫、堕坠等，以及暴力的性质、方向和强度、情绪等，如伤时正与人争论，情绪激昂或愤怒，则在遭受打击后不仅有外伤，还应考虑七情内伤。

（3）体位

损伤时患者当时所处的体位。如伤时正在弯腰劳动则损伤易发生在腰部；伤时是在高空作业，忽然由高坠地，足跟着地，则损伤可能发生在足跟、脊柱或头部等。

（4）伤处

问伤处的各种症状，包括创口情况、出血多少以及运动对伤处所产生的影响等。

### 4. 伤情

即了解损伤的部位及局部的症状：

（1）疼痛

详细询问并结合其他诊法，问清疼痛的发生部位、时间、范围、性质、特点等。

① 部位：详细询问疼痛及相关症状涉及的部位。

② 时间：疼痛是持续性还是间歇性。

③ 范围：疼痛的范围是在扩大、缩小或是局限固定不移，单一部位还是多发，是固定还是游走，有无放射痛，放射到何处。

④ 性质：剧痛、胀痛、酸痛、刺痛、麻木。

⑤ 特点：疼痛是加重或是减轻，加重或减轻与什么因素有关。

⑥ 疼痛分级：可分为5度：

Ⅰ 度：不痛。

Ⅱ 度：轻度疼痛，能忍受，不影响生活。

Ⅲ 度：中度疼痛，运动、用力时疼痛，短时休息后可以减轻或消失，引起患者注意并影响生活。

Ⅳ 度：重度疼痛，疼痛严重，影响生活，休息后仍疼痛，有自发痛，常需服用止痛药。

Ⅴ 度：剧烈疼痛，任何情况下都有疼痛，需要服止痛药。

（2）肢体功能

损伤后如有功能障碍，应问是损伤后立即发生的，还是过了一段时间以后才发生的。一般骨折、脱位后运动功能多立即丧失；软组织损伤大多是过一段时间后，运动功能受限随着肿胀而逐步加重。

（3）创口

了解创口形成的时间、受伤的环境、出血情况、处理经过以及是否使用破伤风抗毒血清等。

（4）畸形

询问畸形发生的时间和演变过程。外伤后立即出现肢体畸形，还是经过几年后出现；若无外伤，可考虑先天性、发育性或其他骨病。

（5）肿胀

询问肿胀出现的时间、部位、程度、范围。损伤性疾患多是先痛后肿；感染性疾患常是先肿后痛，可有局部发热；如有肿胀包块，应了解其是否不断增大，其增长的速度如何等。

## 5. 既往史

问与目前症状有关的既往病史，应详细询问结核史、外伤史、血液病、肿瘤病史等。

## 6. 家族史

问家庭成员或经常接触的人有无慢性传染性疾病，如结核等疾病。

## 7. 个人生活史

个人生活史方面应着重职业、家务劳动和个人嗜好等。

# 四、切诊

伤科的切诊包括脉诊和摸诊两个重要内容。其中脉诊主要是掌握内部气血、虚实、寒热等变化，也就是通过脉诊掌握患者整个机体的状况；摸诊主要是鉴别损伤的轻重深浅，在伤科临床方面应用极为广泛。以下重点讲述摸诊。

医师通过手对损伤局部的认真触摸，可了解损伤的性质，有无骨折、脱位，以及骨折、脱位的移位方向等。在没有X线设备的情况下，依靠长期临床实践积累的经验，运用摸诊，也能对许多损伤性疾病获得比较正确的诊断。

伤科临床运用摸诊非常重视对比，并注意各种诊断方法的综合应用。医师在摸诊时，应善于将患侧与健侧作对比，只有这样才能正确地分析切诊所获得的资料。摸诊主要包括以下内容：

## 1. 摸压痛

根据压痛的部位、范围、程度来鉴别损伤的性质种类。压痛分为直接压痛、间接压痛和环状压痛。直接压痛可能是局部有骨折或伤筋；间接压痛（如纵轴叩击痛）常提示骨折的存在；长骨干完全骨折时，在骨折部多有环状压痛；骨折斜断时，压痛范围较横断广泛。

**2. 摸畸形**

触摸肢体形态变化，可以判断骨折和脱位的性质、位置、移位（重叠、分离、成角、旋转、侧方畸形）。

**3. 摸肤温**

从局部皮肤冷热的程度，可以判断是热证，还是寒证，并且了解患肢血运情况。热肿一般表示新伤或局部瘀热和感染；冷肿表示寒性疾患；伤肢远端冰凉、麻木、动脉搏动减弱或消失，则表示血运障碍。摸肤温时用手背测试最为适宜。

**4. 摸异常运动**

在非关节处出现了类似关节的运动，或在不能运动的方向出现了运动，多见于骨折和韧带断裂。但检查骨折患者时，不要主动寻找异常运动，以免增加患者的痛苦，加重局部的损伤。

**5. 摸弹性固定**

脱位的关节常保持在特殊的畸形位置，在摸诊时肢体有弹性感，这是关节脱位特征之一。

**6. 摸肿块**

应触摸肿块的解剖层次（骨骼、肌腱、肌肉），性质（骨性、囊性），大小、形态、硬度、边界是否清楚、移动度等。

## 五、量诊

对伤肢进行测量时应用卷尺及量角器等来测量肢体的长短、粗细以及关节运动角度大小等，并与健侧作对比观察。量诊时应注意区别新伤、陈旧伤、先天畸形；测量的体位要对称；定点要准确。

**1. 测量肢体长短**

患肢长于健侧常为脱位、骨折纵向分离移位、骨折后过度牵引等。患肢短于健侧多见于有重叠移位的骨折；关节脱位引起。测量肢体长短的方法是：

上肢长度：从肩峰至桡骨茎突尖（或中指尖）。

上臂长度：肩峰至肱骨外上髁。

前臂长度：肱骨外上髁至桡骨茎突。

下肢长度：髂前上棘至内踝下缘，考虑有骨盆骨折或髋部病变时从脐至内踝下缘。

大腿长度：髂前上棘至膝关节内缘。

小腿长度：膝关节内缘至内踝。

### 2. 测量肢体周径

患肢粗于健侧且有畸形，而测量时较健侧显著增粗者多属骨折或关节脱位的重证；如无畸形而量之较健侧粗者多为伤筋肿胀等。患肢细于健侧多为陈旧损伤导致的肌肉萎缩。

测量肢体周径的方法：测量肢体周径时应测两肢体相应的同一水平部位并做对比；测量肿胀时取最肿处；测量肌萎缩时取肌腹部位。

常用测量部位及方法如下：

肩关节：自肩峰至腋窝测量肩关节周径。

上臂：在肱二头肌的中部测量上臂周径。

肘关节：自鹰嘴经肱骨内外上髁至肘皱襞，测量肘关节周径。

前臂：前臂最大周径在其上1/3，或在肱骨内上髁下约6厘米处测量前臂周径。

腕关节：经桡骨茎突及尺骨茎突的尖端测量腕关节周径。

大腿：测量髌上10厘米处大腿周径。

膝关节：可分别测量髌骨上缘、中间、下缘的周径。

小腿：小腿周径在上1/3处，可在膝关节正中下10厘米处测量。

踝关节：自跟骨结节上方经内外踝至踝关节前方。

### 3. 力线测量

上肢力线：肱骨头中心、桡骨头和尺骨头三点所连成的直线。

下肢力线：髂前上棘、髌骨中点、第一二趾间趾蹼三点所连成的直线。

脊柱力线（后面观）：从枕骨结节向下所引出的垂线。所有棘突均应在此线上，且此线通过肛门沟。

人体力线：垂直线从耳后经胸椎稍前方、腰椎稍后方，经骨盆、髋关节中心、膝关节中线稍偏前、踝关节稍偏后方至足底。

### 4. 关节的中立位

关节中立位即关节的0°位，是计量关节运动范围的基点。各关节的中立位如下：

颈部：颈部直立（眉间、鼻尖、胸骨中点三点成一直线），面向前，下颌内收。

腰部：腰部直立，两侧髂嵴最高点的连线平行于地面。

肩关节：肩关节自然下垂，屈肘90°，前臂指向前方。

肘关节：肘关节伸直，掌心向前。

前臂：屈肘90°，肘关节贴于胸壁侧方，拇指向上，其余手指向前伸直。

腕关节：腕关节伸直，手指与前臂成一直线，手掌向下。

掌指关节：掌指关节伸直。

拇指指间关节：拇指伸直与示指相并。

2～5指指间关节：手指完全伸直，以中指为中心，测量2～5指的外展。

髋关节：腰部正直，两侧髂前上棘在同一水平线上，髋关节伸直，髌骨向上。

膝关节：下肢伸直，踝关节处于0°位，髌骨和足趾向上。

踝关节：足纵轴的与小腿成90°，足跟无内外翻，前足无内收外展。

足：足尖向前，趾与足底平面成一直线。

### 5. 测量关节运动范围

可用关节量角器测量，或用目测法进行关节运动范围的测量，测量结果以角度记录。测量时应与健侧或与正常人进行对比，如小于健侧，多属关节运动功能障碍。

角度测量时可先将量角器的轴对准关节中心，量角器的两臂紧贴肢体并对准肢体的轴线，然后记录量角器所示的角度。用目测法测量时用等分的方法估计近似值。

记录的方法分为：中立位0°法、邻肢夹角法。为了避免记录混乱，一般采用"中立位0°法"作记录。对不易精确测量角度的部位，可用测量长度的方法以记录各骨的相对移动范围。如：颈椎前屈可测下颌至胸骨柄的距离，腰椎前屈时测中指尖与地面的距离等。

（1）中立位0°法：以关节的中立位为0°位，然后使肢体运动至最大限度后，计量肢体与0°位之间的夹角。例如：肘关节完全伸直时定为0°，完全屈曲时可成140°。采用中立位0°法时，人体主要关节活动度如下：

颈部：前屈35°～45°，后伸35°～45°，左右侧屈各45°，左右旋转各60°～80°。

腰部：前屈90°，后伸30°，左右侧屈各30°，左右旋转各30°。

肩关节：前屈90°，后伸45°，外展90°，内收40°，内旋80°，外旋30°，上举90°。

肘关节：屈曲140°，过伸10°。

前臂：旋前、旋后各80°～90°。

腕关节：背伸35°～60°，掌屈50°～60°，桡偏25°～30°，尺偏30°～40°。

腕掌关节：屈曲50°～60°，伸腕35°～60°，尺偏30°～40°，桡偏25°～30°。

掌指关节：屈曲60°～90°，伸直为0°。

近侧指间关节：屈曲90°，伸直0°。

远侧指间关节：屈曲60°～90°，伸直0°。

髋关节：仰卧位屈膝屈髋145°，俯卧位后伸40°，外展30°～45°，内收20°～30°，屈膝90°位髋内旋40°～50°，屈膝90°位髋外旋40°～50°。

膝关节：屈曲145°，伸直0°～10°，膝关节屈曲内旋约10°，膝关节屈曲外旋20°。

踝关节：背伸20°～30°，跖屈40°～50°，内翻30°，外翻30°～35°。

跖趾关节：背伸45°左右，跖屈30°～40°。

（2）邻肢夹角法：是以两个相邻肢段所构成的夹角计算。如肘关节伸直时为180°，屈曲时为40°，肘关节运动的范围为140°。

## 第二节　特殊检查法

推拿特殊检查法，又称推拿专科查体，是综合运用了现代医学中解剖学和病理学原理，结合动诊和量诊等物理检查方法，通过特定的动作，激发患者未能直接表现出的体征，并加以判断分析，最终明确病情的过程。

## 一、颈部检查法

### 1. Eaton征

操作方法

Eaton征又称臂丛神经牵拉试验。让患者颈部前屈，上臂伸直。医师站

于患者侧后方，以一手抵住患侧头部，一手握患肢腕部，反方向牵拉（图
2-1）。

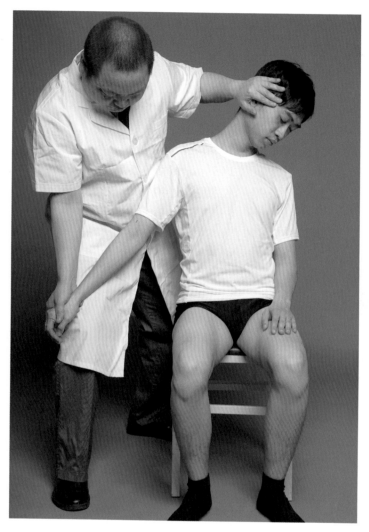

图2-1　Eaton征

阳性体征

　　患肢有疼痛或麻木感。

临床意义

　　提示臂丛神经受压。可见于神经根型颈椎病、前斜角肌综合征等。

## 2. Spurling征

操作方法

患者取坐位，头部侧屈后伸，靠于医师的胸部。医师站于患者后方，双手向下按压患者头顶（图2-2）。Spurling征是椎间孔挤压试验的操作方法之一。

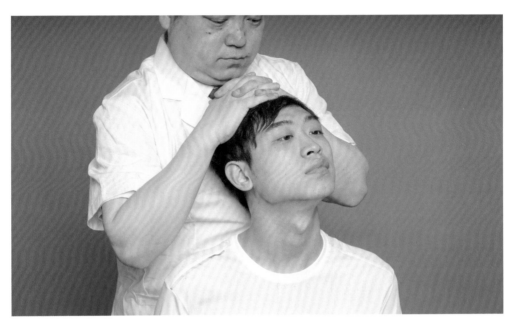

图2-2　Spurling征

阳性体征

颈部疼痛并向患侧上肢放射。

临床意义

提示颈部神经根受压。

## 3. Jackson征

操作方法

患者取坐位，医师站在患者后方，双手置于患者头顶部，使患者头后伸并靠在医师胸部，用力向下按压（图2-3）。是一种改良型椎间孔挤压试验。

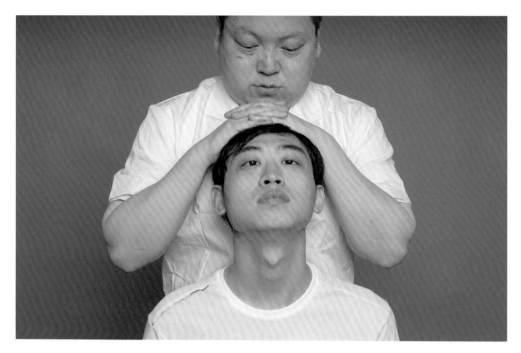

图2-3　Jackson征

**阳性体征**

颈部疼痛并向上肢放射。

**临床意义**

提示颈部神经根受压。

### 4. 椎间孔分离试验

**操作方法**

医师站于患者的后方，拇指在后，其余四指在前托住下颌，两手向上托住患者的头部，两前臂的尺侧压住患者的肩部（图2-4）。

**阳性体征**

颈部、患肢疼痛或麻木感减轻或消失者。

**临床意义**

提示颈部神经根受压。

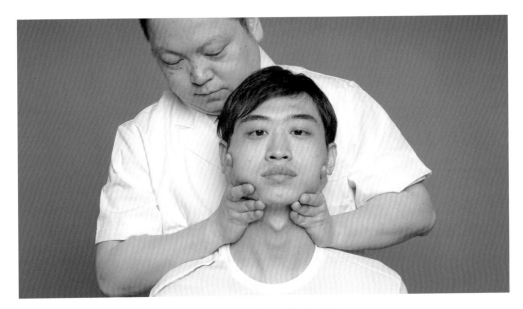

图2-4　椎间孔分离试验

### 5. 椎动脉扭转试验

**操作方法**

患者取坐位。医师站在患者后方，使患者头屈伸并向侧方旋转（图2-5）。

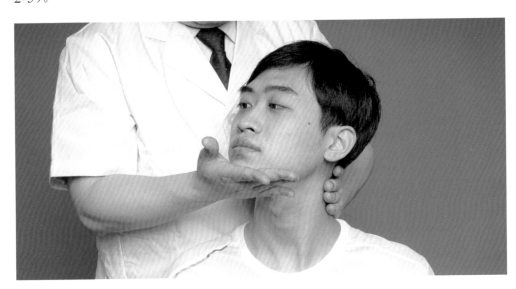

图2-5　椎动脉扭转试验

出现眩晕、复视、恶心等症。

提示椎动脉受压。

### 6. Adson征

患者取坐位，上肢外展。医师站于患侧后方，以一手触摸患侧桡动脉，然后嘱其吸气、挺胸、闭气，仰头，再将头转向对侧（图2-6）。

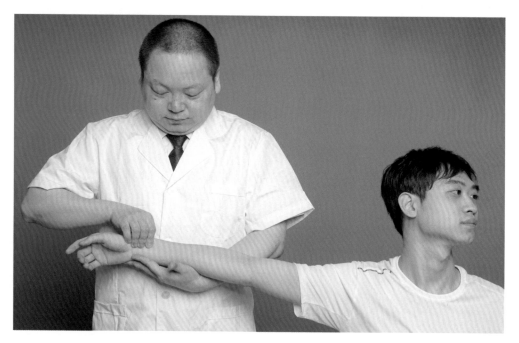

图2-6　Adson征

桡动脉搏动减弱或消失。

提示锁骨下动脉在胸廓出口处受到卡压，可见于胸廓出口综合征。

### 7. 挺胸试验

操作方法

患者站立，挺胸，两臂后伸。医师站在患侧后方，触摸患者桡动脉（图2-7）。

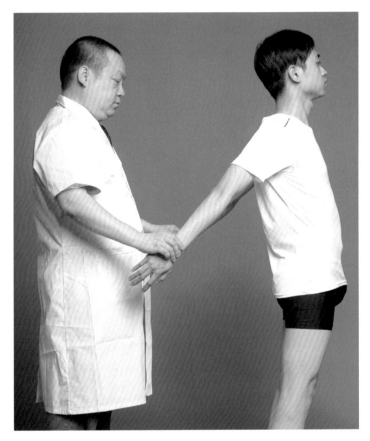

图2-7　挺胸试验

阳性体征

桡动脉减弱或消失，上肢有麻木感或疼痛。

临床意义

提示锁骨下动脉及臂丛神经在第一肋骨与锁骨间隙受到卡压，可见于肋锁综合征。

### 8. 超外展试验

操作方法

　　患者取坐位。医师站于侧后方，一手触摸患侧桡动脉，嘱患者上肢从侧方外展、上举（图2-8）。

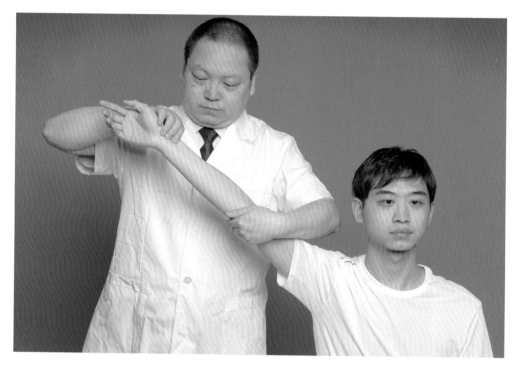

图2-8　超外展试验

阳性体征

　　桡动脉搏动减弱或消失。

临床意义

　　提示锁骨下动脉被喙突及胸小肌压迫，可见于超外展综合征。

## 视频资源

扫一扫，可观看颈部检查法操作（视频2-1）。

视频2-1
颈部检查法

## 二、胸背部检查法

### 1. 胸廓挤压试验

操作方法

用于诊断肋骨骨折和胸肋关节脱位。检查分两步：先进行前后挤压，医师一手扶住后背部，另一手从前面推压胸骨部，使之产生前后挤压力；再做左右挤压，医师两手分别置于胸廓两侧，相对用力按压肋骨，使之产生左右挤压力（图2-9）。

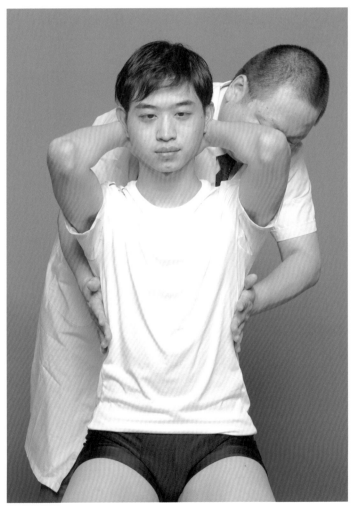

图2-9　胸廓挤压试验

**阳性体征**

肋骨处有明显疼痛感或出现骨擦音。

**临床意义**

提示肋骨骨折。

### 2. 脊柱叩痛试验

**操作方法**

又称为叩顶试验。患者取坐位，医师一手掌面放在患者头顶，另一手半握拳，以小鱼际部叩击手背（图2-10）。另有一操作方法：用叩诊锤逐一叩击每节脊柱棘突。

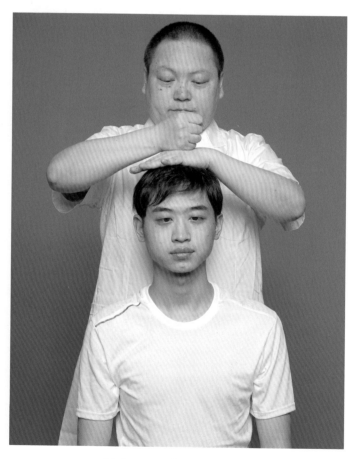

图2-10　脊柱叩痛试验

① 脊柱出现疼痛。

② 颈椎疼痛或伴有上肢放射痛。

① 提示疼痛部位可能存在骨折。

② 颈部神经根可能存在卡压。

### 视频资源

扫一扫，可观看胸背部检查法操作（视频2-2）。

视频 2-2
胸背部检查法

## 三、腰背部检查法

### 1. 直腿抬高试验

患者仰卧，下肢伸直。医师站于侧方，嘱患者膝关节伸直，并向上抬起患侧下肢；计量下肢与床面的夹角（图2-11）。正常时应达60°而无腰痛腿痛，未达到60°而出现腰痛腿痛即为直腿抬高试验阳性，此时应做Laseque征检查，以除外腰部神经根受压。

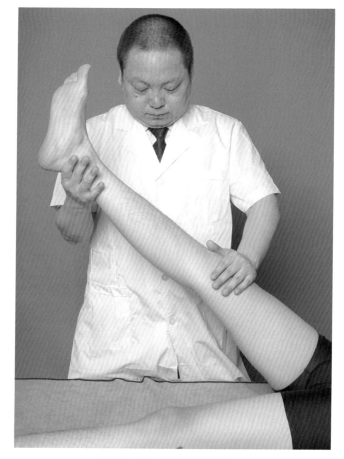

图2-11　直腿抬高试验

直腿抬高未达到60°出现腰痛并伴下肢放射痛。

提示腰部神经根性或干性受压。可见于根性或干性坐骨神经痛。

## 2. Laseque征

在直腿抬高试验的基础上，将患肢下降5°～10°至疼痛消失，再背伸患侧踝关节（图2-12）。

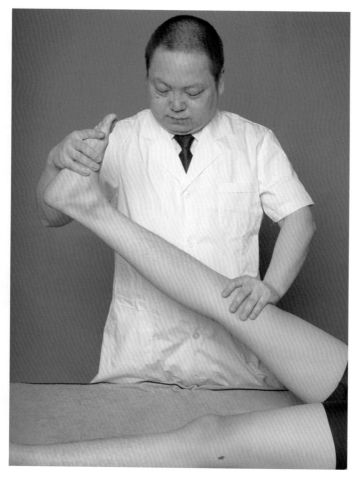

图2-12　Laseque征

再次出现腰痛及下肢放射痛。

**临床意义**

腰部神经根受压。可见于根性坐骨神经痛，如腰椎间盘突出症。

### 3.Yeoman征

**操作方法**

患者俯卧位，下肢伸直。医师站于患者，一手压住患者腰骶部，另一手握住患侧踝部或拖住膝部，使患侧下肢向后过度伸展（图2-13）。

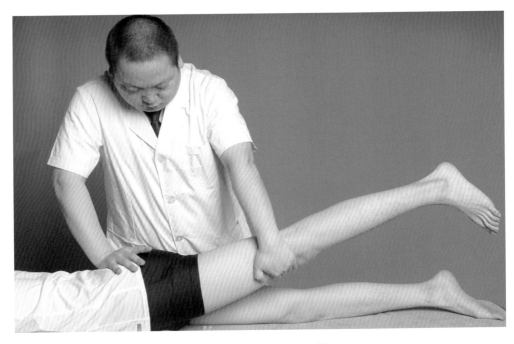

图2-13　Yeoman征

**阳性体征**

股神经支配区域出现放射性疼痛。

**临床意义**

提示股神经受压。可见于$L_3 \sim L_4$椎间盘突出。

### 4. Soto-Hall征

Soto-Hall征又称屈颈试验。患者仰卧。医师站于侧方，一手按于患者胸前，另一手置于患者枕后，两手协调用力使患者屈颈（图2-14）。

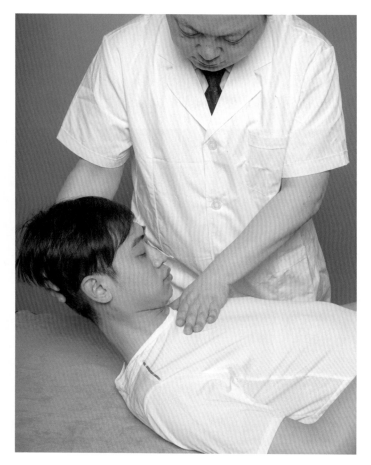

图2-14　Soto-Hall征

腰痛及下肢放射痛。

腰部神经根受压。可见于腰椎间盘突出症。

## 5. Lindner 征

Lindner 征又称坐位屈颈试验。患者坐于床上，两腿伸直。医师站于侧方，使患者屈颈（图 2-15）。

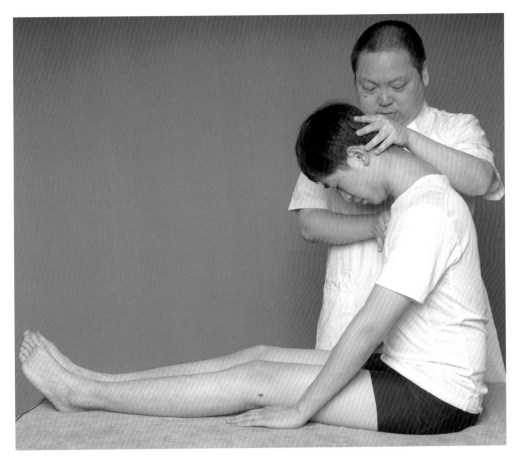

图 2-15　Lindner 征

腰痛及下肢放射痛。

腰部神经根受压。可见于腰椎间盘突出症。

### 6. 腘神经压迫试验

　　患者取坐位，患侧髋关节及膝关节屈曲90°。医师站于侧方，嘱患者逐渐伸直膝关节，至开始有腰痛腿痛时止，再略屈膝关节至疼痛消失，医师以手指按压腘神经（图2-16）。

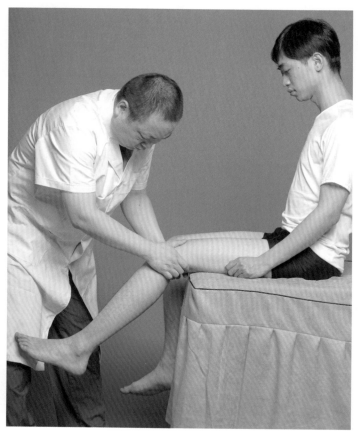

图2-16　腘神经压迫试验

阳性体征

　　腰痛及下肢放射痛。

临床意义

　　腰部神经根受压。可见于腰椎间盘突出症。

### 7. 挺腹试验

患者仰卧，双臂交叉放于胸部；以头部和双足跟为着力点，将腹部及骨盆用力向上挺起。亦可在上述动作基础上做挺腹加强试验：深吸气后屏住呼吸片刻（图2-17）。

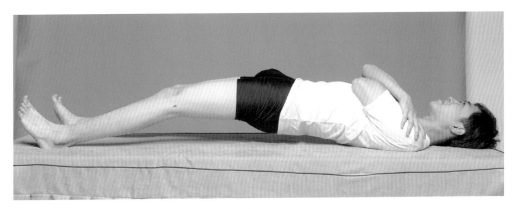

图2-17　挺腹试验

腰痛及下肢放射痛。

提示腰部神经根受压。可见于腰椎间盘突出症。

### 8. 骨盆回旋试验

骨盆回旋试验又称腰骶关节试验。仰卧，极度屈髋屈膝，使臀部离床，腰部被动前屈（图2-18）。

下腰部、腰骶关节处疼痛。

提示腰部软组织劳损、腰骶关节病变。

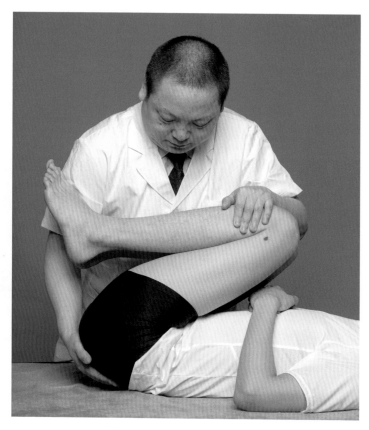

图2-18　骨盆回旋试验

### 9. Ely征

**操作方法**

　　Ely征又称跟臀试验、股神经牵拉试验。患者俯卧。医师站于侧方，使患侧膝关节屈曲，足跟靠近臀部（图2-19）。

**阳性体征**

　　① 大腿前侧放射痛。
　　② 腰骶关节、骶髂关节处疼痛。

**临床意义**

　　① 股神经与股前侧肌群受到牵拉。
　　② 腰骶关节、骶髂关节病变。

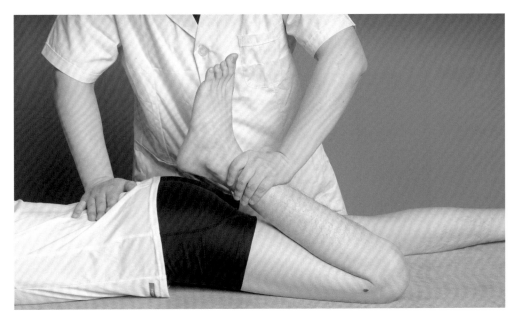

图2-19　Ely征

**视频资源**

扫一扫，可观看腰背部检查法操作（视频2-3，视频2-4）。

视频2-3
腰背部检查法1

视频2-4
腰背部检查法2

## 四、骶髂部检查法

### 1. 梨状肌紧张试验

**操作方法**

患者取仰卧位。医师站于患侧，一手扶患侧膝部，一手握患侧踝部，先将患侧下肢极度屈髋屈膝，再极度内收内旋髋关节。如出现臀痛及下肢放射痛，再迅速外展外旋髋关节（图2-20）。

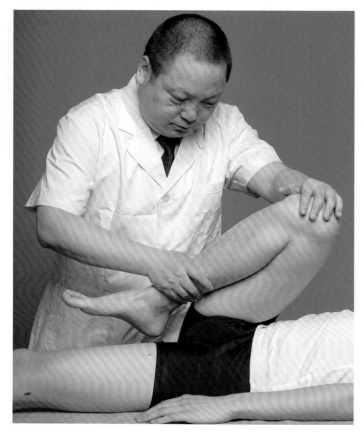

图2-20 梨状肌紧张试验

**阳性体征**

出现臀痛及下肢放射痛后随之缓解。

**临床意义**

提示梨状肌综合征。

### 2.骨盆挤压试验

**操作方法**

患者取仰卧位，两下肢伸直，医师以双手分别置于两侧髂嵴外侧，从两侧向中线方向挤压其两髂嵴处（图2-21）。

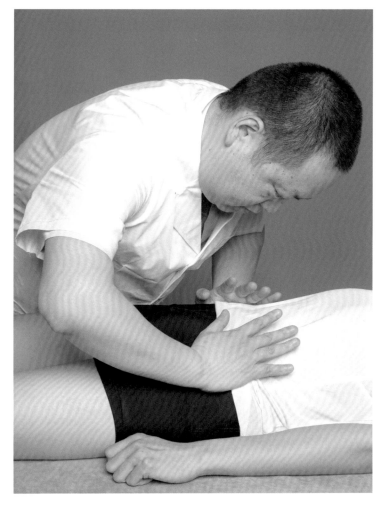

图2-21　骨盆挤压试验1

亦可患者取侧卧位，医师两手置于按压上侧的髂骨部，垂直向下按压（图2-22）。

阳性体征

髂骨、骶骨或骶髂关节处疼痛。

临床意义

提示骨盆骨折、骶髂关节病变。

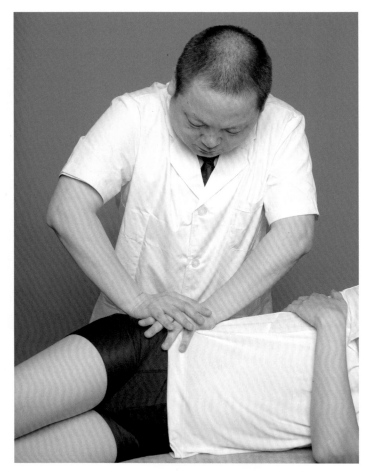

图2-22 骨盆挤压试验2

### 3. 骨盆分离试验

( 操作方法 )

患者取仰卧位，医师两手分别置于两侧髂前上棘前面，两手同时向外下方推压（图2-23）。

( 阳性体征 )

髂骨、骶骨或骶髂关节处疼痛。

( 临床意义 )

提示骨盆骨折、骶髂关节病变。

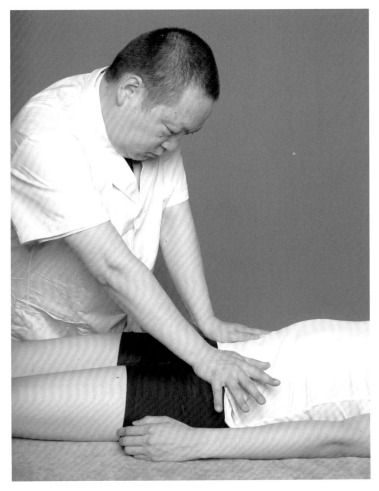

图2-23  骨盆分离试验

### 4. 斜板试验

操作方法

　　患者取仰卧位，健侧腿伸直，患侧腿屈髋、屈膝各90°。医师一手扶住患侧膝部，一手按住患侧肩部，然后用力使大腿内收，向下按在膝部（图2-24）。

　　亦可患者取健侧卧位，健侧下肢伸直在下，患侧下肢屈髋、屈膝各90°在上。医师立于患者腹侧，一手将其肩部推向背侧，另一手扶住膝部将骨盆推向腹侧，并内收内旋患侧髋关节（图2-25）。

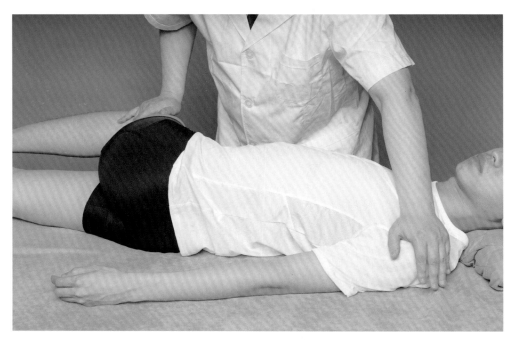

图2-24　斜板试验1

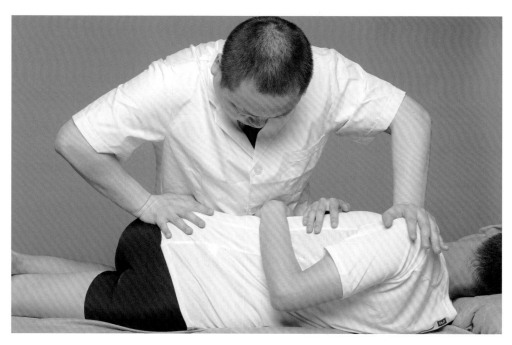

图2-25　斜板试验2

骶髂关节疼痛。

临床意义

提示骶髂关节或下腰部病变。

### 5."4"字试验

操作方法

患者取仰卧位。医师站于患侧，将患侧下肢屈膝、髋关节外展外旋、小腿外侧置于健侧膝关节上方；一手置于健侧髂前，另一手置于患侧膝内侧部；两手向下按压（图2-26）。

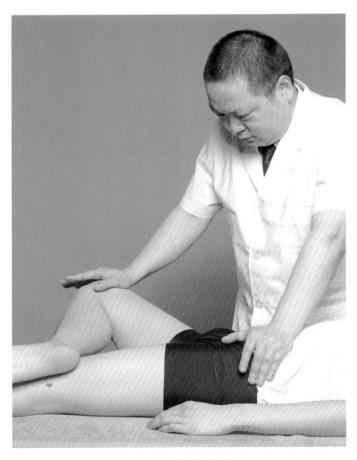

图2-26 "4"字试验

**阳性体征**

髋关节或骶髂关节疼痛。

**临床意义**

提示髋关节或骶髂关节病变。可见于髋关节滑囊炎、骶髂关节炎等。

### 6. 床边试验

**操作方法**

患者平卧，患侧臀部置于床边，健侧腿尽量屈膝、屈髋。医师站在患侧，用手按住健侧膝部，使其大腿靠近腹壁，另一手将患侧下肢移至床边外，用力向下按压使之过度后伸（图2-27）。

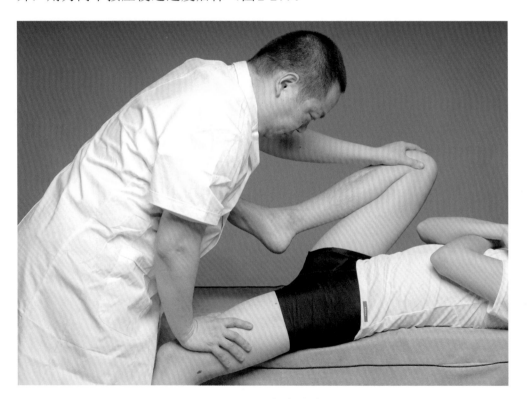

图2-27　床边试验

**阳性体征**

骶髂关节处疼痛。

提示骶髂关节病变。可见于骶髂关节炎、骶髂关节错位等。

## 7. 单髋后伸试验

患者取俯卧位，两下肢并拢伸直，医师一手按住骶骨中央部，另一手托住患侧大腿下部，用力向上抬起患肢，使之过度后伸（图2-28）。

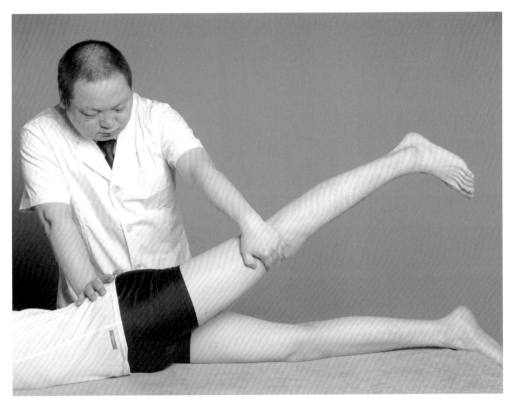

图2-28　单髋后伸试验

骶髂关节疼痛。

提示骶髂关节病变。可见于骶髂关节炎、骶髂关节错位等。

**视频资源**

扫一扫，可观看骶髂部检查法操作（视频2-5，视频2-6）。

视频 2-5
骶髂部检查法 1

视频 2-6
骶髂部检查法 2

## 五、肩部检查法

### 1. Yergason 征

操作方法

Yergason征又称肱二头肌抗阻力试验。患者屈肘90°，前臂外旋。医师握住前臂下段，嘱患者抗阻力屈肘（图2-29）。

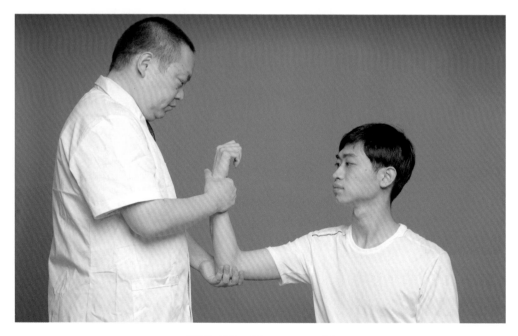

图2-29　Yergason征

**阳性体征**

肩前结节间沟处疼痛。

**临床意义**

提示肱二头肌长头肌腱炎。

**2. 外展扛肩现象**

**操作方法**

患者取坐位或站立位。医师嘱患者肩关节主动外展（图2-30）。

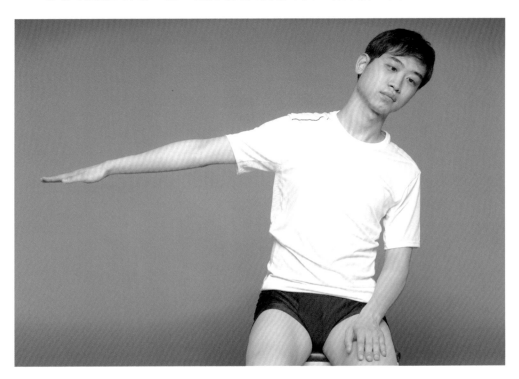

图2-30　外展扛肩现象

**阳性体征**

患侧肩亦随之抬起。

**临床意义**

提示肩关节粘连。

### 3. Duga 征

Duga 征又称搭肩试验。患者取坐位,屈肘。正常时手能摸到对侧肩部,肘部能贴近胸壁(图2-31)。

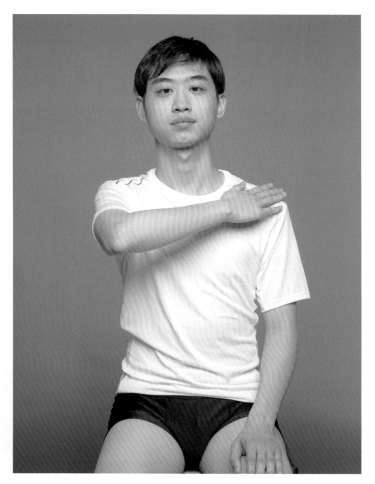

图2-31　Duga征

① 手能搭于对侧肩部,但肘部不能贴近胸壁。
② 肘部能贴近胸壁,但手不能搭于对侧肩部。
③ 患侧肩部疼痛。

提示肩关节粘连或脱位。

## 4. Napoleon 征

操作方法

Napoleon 征又称抗阻力压腹试验。患者取坐位，将手置于腹部，手背向前，屈肘 90°，肘关节不要贴近身体。医师握住患者前臂向前拉患肢，同时嘱患者抗阻力做压腹部动作（图 2-32）。

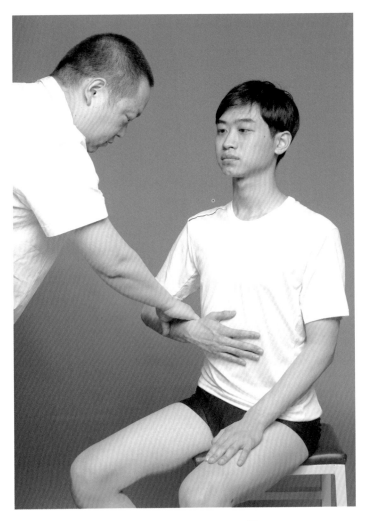

图 2-32　Napoleon 征

两侧对比，力量减弱的一侧为阳性。

临床意义

提示肩袖（肩胛下肌）损伤。

### 5. 外展试验

操作方法

患者取立位或坐位，患侧上肢伸直下垂，然后缓慢外展上举，观察在此过程中有无疼痛与活动受限（图2-33）。

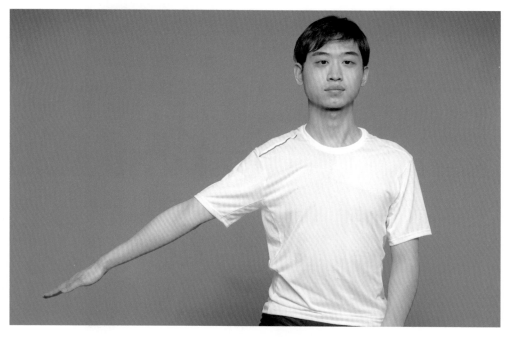

图2-33　外展试验

阳性体征

肩关节在不同角度出现疼痛。

临床意义

① 开始外展时即有疼痛，提示锁骨骨折、肩关节脱位或肩周炎等。

② 外展越接近90°位越痛，提示可能为肩关节粘连。

③ 外展过程中有疼痛，但到上举时痛反轻或不痛，提示可能为肩峰下滑囊炎、三角肌下滑囊炎或三角肌损伤。

④ 疼痛出现在肩关节外展60°～120°时，提示冈上肌肌腱炎。

⑤ 被动外展超过90°以上时，肩峰处有疼痛，提示可能为肩峰骨折。

### 6. 前屈上举试验

【操作方法】

患者取坐位。医师立于其患侧。嘱患者患侧肘关节屈曲90°，医师一手握患侧前臂，使肩关节前屈、上举（图2-34）。

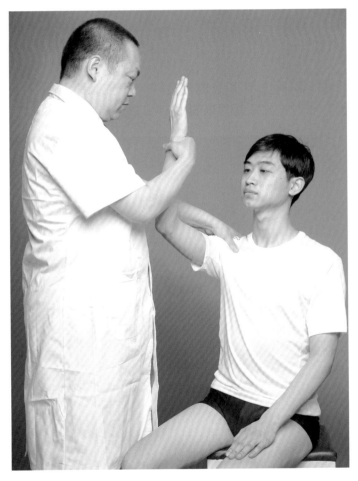

图2-34　前屈上举试验

**阳性体征**

　　肩部疼痛。

**临床意义**

　　提示肩峰下滑囊炎、冈上肌腱鞘炎。

### 视频资源

扫一扫，可观看肩部检查法操作（视频2-7）。

视频 2-7
肩部检查法

## 六、前臂部检查法

### 1. Mill征

**操作方法**

　　患者取坐位。医师立于其患侧前方，一手托患肘，另一手握住患侧腕部，使其屈腕、屈肘；然后极度旋前并伸直肘关节（图2-35）。

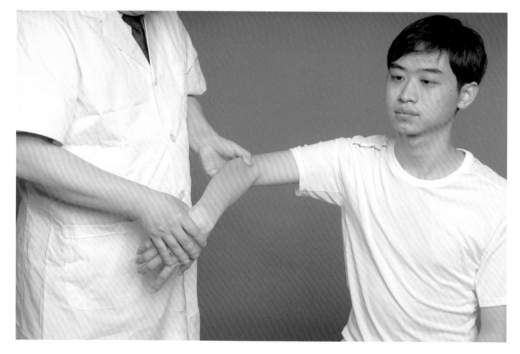

图2-35　Mill征

**阳性体征**

肱骨外上髁处疼痛。

**临床意义**

提示肱骨外上髁炎。

**2. Cozen征**

**操作方法**

Cozen征又称前臂伸肌紧张试验。患者取坐位，伸肘、屈腕、握拳。医师立于其患侧前方，一手托握其肘部，一手压其手背，嘱患者主动伸腕、伸指，医师与之对抗（图2-36）。

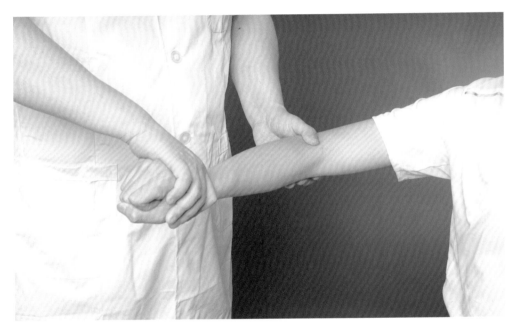

图2-36　Cozen征

**阳性体征**

肱骨外上髁处疼痛。

**临床意义**

提示肱骨外上髁炎。

### 3. 屈腕抗阻力试验

**操作方法**

患者取坐位，伸肘、伸腕、伸指。医师立于其患侧前方，一手握其手，另一手托握其前臂或肘，嘱患者主动屈腕，医师与之对抗（图2-37）。

**阳性体征**

肱骨内上髁处疼痛。

**临床意义**

提示肱骨内上髁炎。

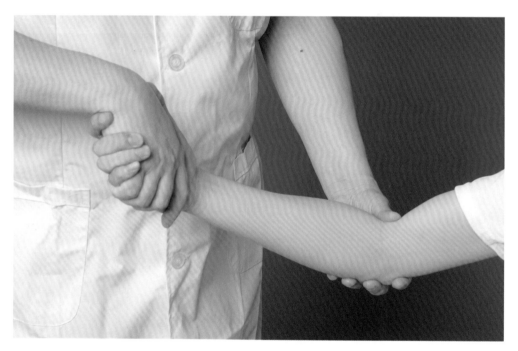

图2-37　屈腕抗阻力试验

**视频资源**

扫一扫，可观看前臂部检查法操作（视频2-8）。

视频2-8
前臂部检查法

# 七、手腕部

## 1. 腕三角软骨挤压试验

**操作方法**

患者取坐位。医师立于其患侧前方，一手握住患肢前臂下段，另一手握住患者手部，使患者屈腕并且腕关节尺偏，纵向挤压下尺桡关节（图2-38）。

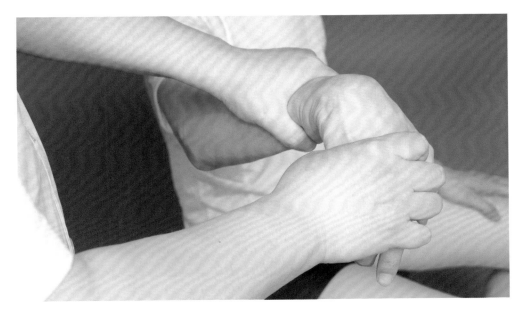

图2-38　腕三角软骨挤压试验

**阳性体征**

下尺桡关节处疼痛。

**临床意义**

提示下尺桡关节损伤、三角软骨盘损伤。

## 2. Finkelstein征

**操作方法**

Finkelstein征又称握拳尺偏试验。患者取坐位。医师立于患者患侧前方，嘱患者拇指在里四指在外握拳、腕关节尺偏（图2-39）。

**阳性体征**

桡骨茎突部疼痛。

**临床意义**

提示桡骨茎突部狭窄性腱鞘炎。

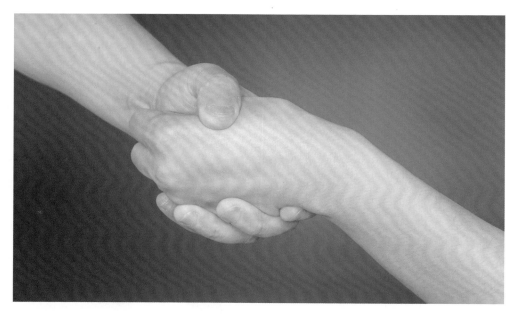

图2-39　Finkelstein征

### 3. Tinel征

**操作方法**

Tinel征又称神经干叩击试验。医师以手指或叩诊锤叩击腕关节掌侧正中（图2-40）。

**阳性体征**

桡侧三个半手指麻木或疼痛。

**临床意义**

提示正中神经受压。可见于腕管综合征。

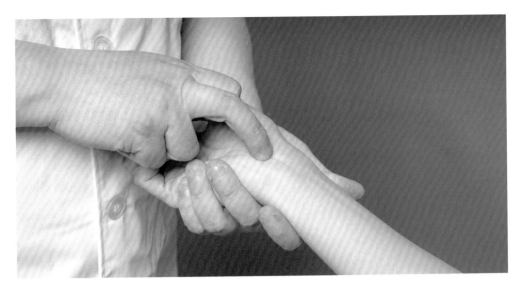

图2-40 Tinel征

### 4. 屈腕试验

(操作方法)

患者取坐位。医师嘱患者两腕自然屈腕1min（图2-41）。

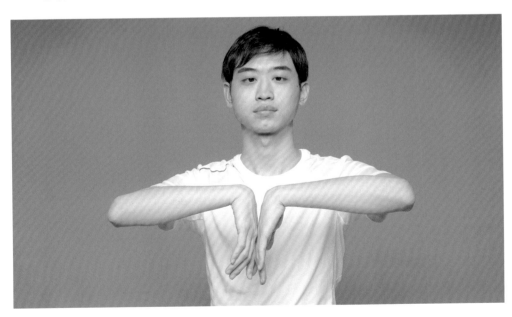

图2-41 屈腕试验

**阳性体征**

桡侧三个半手指麻木或疼痛。

**临床意义**

提示正中神经受压。可见于腕管综合征。

视频资源

扫一扫，可观看手腕部检查法操作（视频2-9）。

视频2-9
手腕部检查法

## 八、膝部检查法

### 1. 侧方应力试验

**操作方法**

患者取仰卧位，屈膝0°～30°。医师立于患侧，分别做膝关节外展、内收应力试验，并两侧对比：

① 医师一手置大腿下段膝关节外上方由外向内推，另一手置于小腿上段膝关节内下方由内向外推，做膝关节外展应力试验（图2-42）。

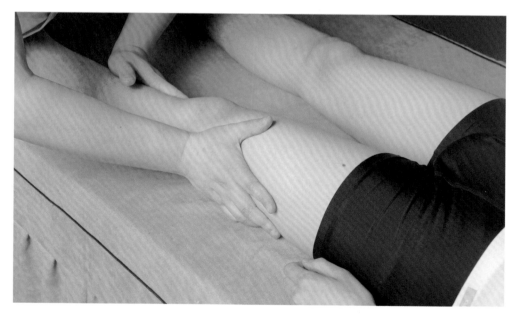

图2-42　侧方应力试验1

② 医师一手置于大腿下段膝关节内上方由内向外推，另一手置于小腿上段膝关节外下方由外向内推，做小腿内收应力试验（图2-43）。

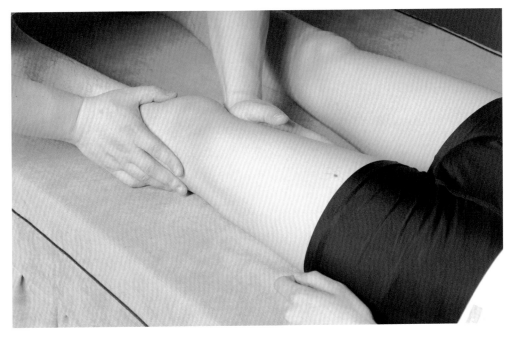

图2-43　侧方应力试验2

阳性体征

　　膝关节疼痛或异常活动。

临床意义

　　① 内侧疼痛提示内侧副韧带损伤。
　　② 外侧疼痛提示外侧副韧带、半月板损伤。
　　③ 侧方异常活动，提示韧带断裂或骨折。

**2. 前抽屉试验**

操作方法

　　患者仰卧，患膝屈曲90°。助手双手握住患侧大腿下段以固定。医师坐在床边，以臀部压住患者足部以固定，双手握住患者小腿上段，从后向前牵拉小腿，正常时胫骨结节可前移1 ～ 2mm（图2-44）。

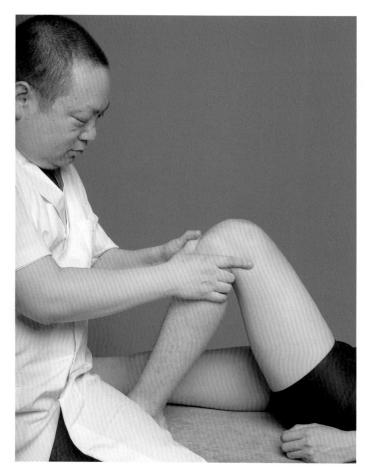

图2-44　前抽屉试验

胫骨结节向前移动超过正常侧5mm。

提示前交叉韧带损伤。

### 3. Godfrey征

患者仰卧。医师站于侧方，一手握持患侧小腿，使患者屈髋屈膝90°，另一手或前臂置于患侧胫骨结节处，向下方用力按压（图2-45）。

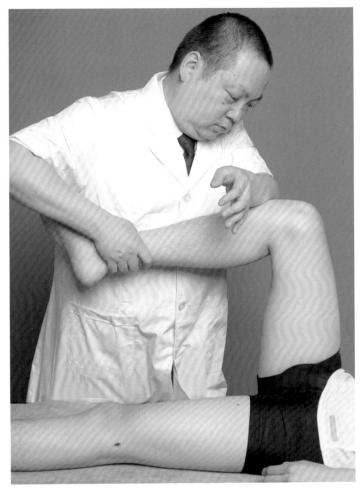

图2-45　Godfrey征

胫骨上端向后移动。

提示后交叉韧带断裂。

### 4. 后抽屉试验

患者仰卧，屈膝90°，小腿分别置于内旋、中立和外旋三个位置检查。

医师坐其足以确保胫骨在所需要的旋转位置上，双手握小腿上端并用力向后推（图2-46）。

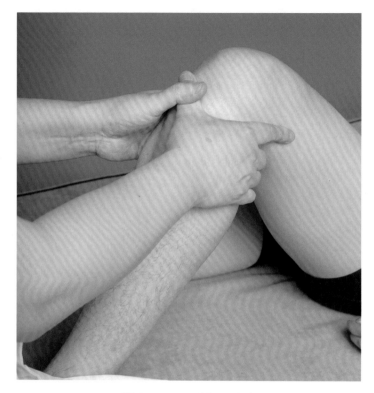

图2-46　后抽屉试验

阳性体征

小腿后移超过1cm。

临床意义

提示后交叉韧带断裂。

### 5. Mc Murray征

操作方法

Mc Murray征又称麦氏征。患者仰卧，极度屈髋屈膝。医师站于侧方，使患者小腿内旋外展→伸直（图2-47）、外旋内收→伸直（图2-48）、外旋外展→伸直（图2-49）、内收内旋→伸直（图2-50）。

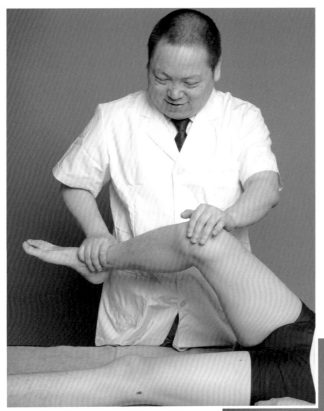

图2-47
Mc Murray 征 1

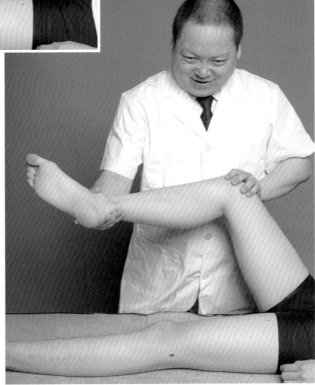

图2-48
Mc Murray 征 2

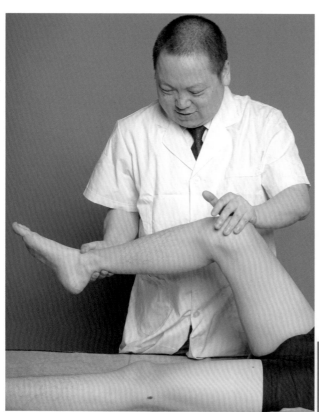

图2-49
Mc Murray 征3

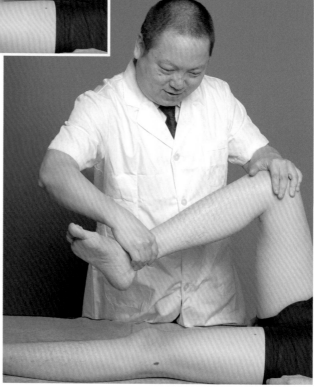

图2-50
Mc Murray 征4

膝关节疼痛并有弹响。

临床意义

提示半月板损伤。内侧疼痛弹响为内侧半月板损伤，外侧疼痛弹响为外侧半月板损伤。

### 6. Apley 征

操作方法

Apley 征又称半月板研磨试验。患者俯卧，屈膝90°。医师立于患侧，一手置于大腿下段固定患膝，另一手按压患者足跟，向内侧或向外侧旋转小腿并沿小腿纵轴向下挤压膝部，同时变换膝关节屈伸的角度（图2-51）。

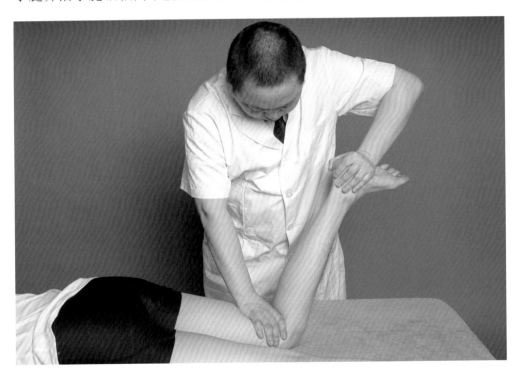

图2-51　Apley 征

阳性体征

膝关节疼痛并有弹响。

**临床意义**

提示半月侧损伤。

① 屈曲最大限度时疼痛，应考虑为半月板的后角损伤。

② 屈膝接近90°时疼痛，为半月板的体部损伤。

③ 靠近伸直位时疼痛，为半月板的前角损伤。

## 7. 提拉试验

**操作方法**

患者俯卧，患膝屈曲90°。医师立于患侧，提起患肢小腿，使膝离开床面，做外展、外旋（图2-52）或内收、内旋活动（图2-53）。

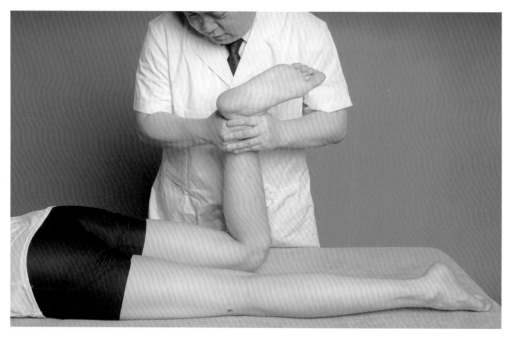

图2-52　提拉试验1

**阳性体征**

膝外侧或内侧疼痛。

**临床意义**

提示有内侧或外侧副韧带损伤。

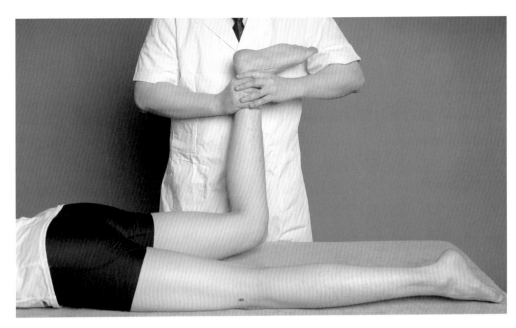

图2-53 提拉试验2

### 8. Jones征

操作方法

Jones征又称膝关
节过伸试验。患者仰
卧。医师一手固定股
骨远端，一手抬起足
跟（图2-54）。

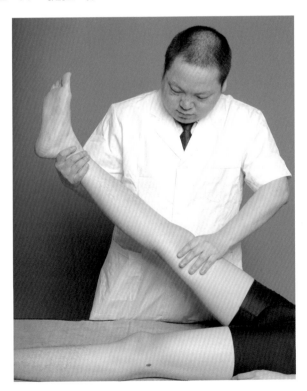

图2-54 Jones征

**阳性体征**

膝眼处疼痛。

**临床意义**

提示可能为半月板前角损伤、髌下脂肪垫损伤、膝横韧带损伤。

### 9. 屈膝试验

**操作方法**

患者俯卧。医师使患侧膝关节极度屈曲（图2-55）。

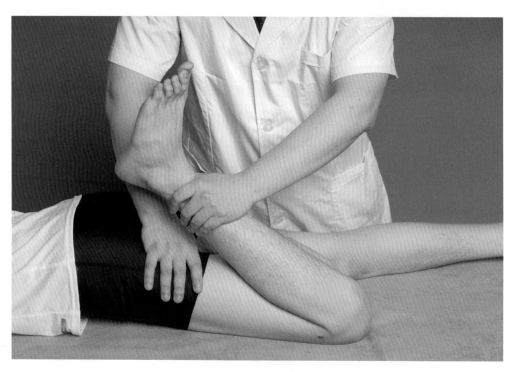

图2-55 屈膝试验

**阳性体征**

膝关节后方出现疼痛。

**临床意义**

提示半月板后角损伤、膝关节滑膜炎。

### 10. 髌骨研磨试验

**操作方法**

患者仰卧，膝关节伸直。医师立于患侧，以掌置于患者髌骨表面，施加一定的压力并环旋揉动，使得髌骨与股骨髁发生摩擦（图2-56）。

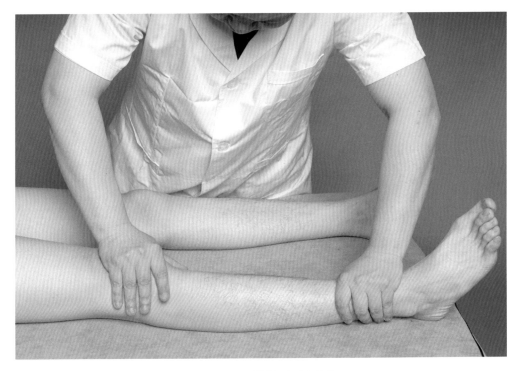

图2-56　髌骨研磨试验

**阳性体征**

髌骨关节疼痛。

**临床意义**

提示髌骨软化症。

### 11. 单腿半蹲试验

**操作方法**

患者取站立位。医师嘱患者以患侧下肢负重下蹲（图2-57）。

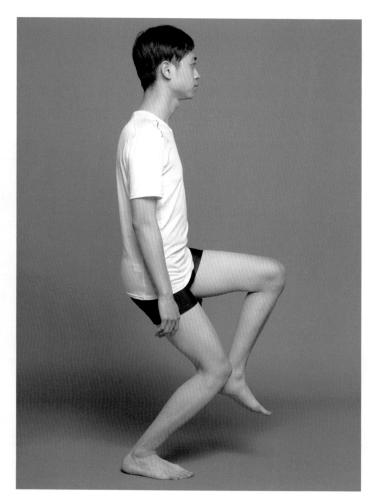

图2-57　单腿半蹲试验

**阳性体征**

髌骨关节疼痛。

**临床意义**

提示髌骨软化症。

## 12. 浮髌试验

**操作方法**

患者取仰卧位，下肢伸直。医师立于患侧，一手虎口置于患侧膝关节上方，向深层并向下按压，另一手的拇指或示中指按压髌骨（图2-58）。

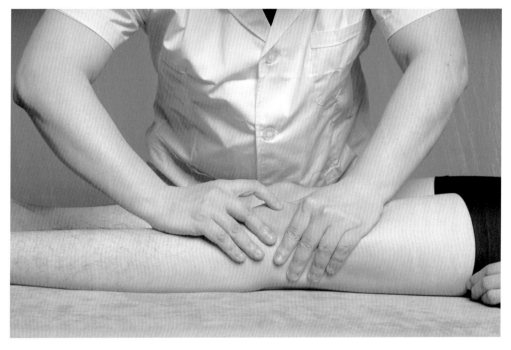

图2-58　浮髌试验

髌骨有漂浮感。

**临床意义**

提示膝关节内有积液。

### 13. Zohlen征

**操作方法**

Zohlen征又称髌骨抽动试验。患者取仰卧位，下肢伸直。医师一手拇、示二指从上向下压住髌骨上缘，同时嘱患者主动收缩股四头肌，使髌骨在股骨上滑动摩擦（图2-59）。

**阳性体征**

髌骨关节疼痛。

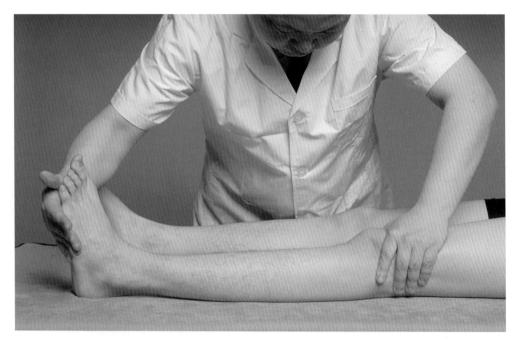

图2-59　Zohlen征

**临床意义**

提示髌骨软化症、髌骨关节退行性改变。

## 视频资源

扫一扫，可观看膝部检查法操作（视频2-10，视频2-11，视频2-12）。

视频2-10
膝部检查法1

视频2-11
膝部检查法2

视频2-12
膝部检查法3

# 第三章
# 常见疾病的推拿治疗

# 第一节　治疗总论

## 一、推拿治疗疾病的基本原理

### 1. 纠正解剖位置的异常

当出现解剖位置异常时，可以出现一些病理状态。不同部位的解剖异常可以表现出不同的症状。通过手法调整解剖位置，可达到治疗的目的。例如：调整寰枢椎的解剖关系，治疗寰枢关节半脱位。

### 2. 改变系统内能

通过手法改变系统的内能，从而达到治疗的目的。例如：点按内关穴，可以改善心肌供血，治疗冠心病、心绞痛。

### 3. 调节信息

通过手法，给患者一个良性刺激，以达到治疗的目的。例如：在患者头部做轻柔的手法或从重到轻的手法、较慢或从快到慢的手法可以使患者入睡。相反，在患者头部做较重的手法或从轻到重的手法、较快或从慢到快的手法可以使患者精神振奋。

以上三点是相互独立又相互关联的，即在纠正解剖位置异常的同时，既可以改善系统的内能，又可起到调节信息的作用。

## 二、推拿治疗筋伤疾病的作用原理

### 1. 舒筋通络

舒筋通络即舒展经筋，疏通经络，达到使患者肌肉放松、精神放松的目的。手法能使机体放松的原因是：① 提高局部的温度；② 提高痛阈；③ 使痉挛的肌纤维被拉长；④ 改善局部血液循环，使局部营养得到改善，进而使损伤组织得以康复；⑤ 通过改善局部血液循环，消除局部的肿胀，进而使损伤组织得以康复；⑥ 通过手法，分解粘连，进而使损伤组织得以康复。

## 2. 理筋整复

理筋整复即调理筋骨、整复错位，也就是纠正紊乱的解剖关系。临床中通常需要调整骨与骨的关系、骨与筋的关系、筋与筋的关系。

## 3. 滑利关节

通过疏通狭窄、分解粘连使瘀血消散、肿胀消除，从而达到促进肢体运动、恢复正常生理功能的作用。

以上三点同样是相互独立、相互关联的。如在舒筋通络的基础上理筋整复才有可能安全地实现，理筋整复后才可起到滑利关节的作用。在理筋整复后才有可能彻底实现舒筋通络的作用。

# 三、推拿治疗脏腑疾病的作用原理

脏腑是生化气血，通调经络，维持人体生命活动的主要器官。按摩具有调理脏腑功能的作用，该作用主要通过直接与间接作用两个方面来实现。

## 1. 直接作用

手法在脏腑所在部位的体表进行直接刺激，可以实现手法对脏腑功能的调节作用。如在腹部进行顺时针摩腹、揉腹的操作，可以治疗脾胃系常见的疾病，如便秘、腹泻等；在头部进行揉法、点法的操作，可以治疗脑系常见的疾病，如失眠、头痛等。

## 2. 间接作用

手法在体表的经络或穴位进行刺激，通过经络与脏腑之间的联系，来实现对脏腑功能的调节作用。即所谓"推经络，走穴道"。如受寒所致的胃痛，可在胃经循行处进行拨揉或推擦的手法，以缓解胃痛；又如借助特定穴的功用，通过按揉合谷穴，治疗牙痛、面瘫等。

按摩治疗脏腑病变是一个多向调节的过程。其中涵盖了按摩调和经络、脏腑气血以及平衡人体阴阳的作用，不能单一的仅从某一经络对应某一脏腑的角度去理解按摩对脏腑病变的治疗作用。

# 四、影响推拿疗效的因素

## 1. 手法的性质

按摩推拿治疗疾病的疗效首先取决于手法的性质，即手法的作用。以治疗原则为例，当有肿胀时应施用具有消肿作用的手法；当有寒时应施用具有温通作用的手法；当经络不通时应施用具有疏通经络作用的手法；当有筋强时应施用具有松筋作用的手法；当有筋聚、挛急时应施用具有展筋作用的手法；当有"筋出槽、骨错缝"时应施用具有理筋整复作用的手法等。若选用手法的性质与病因病机无对应关系，则影响疗效。

### 2. 手法的刺激量

按摩推拿治疗疾病的疗效也取决于手法的刺激量，即手法的力量、作用时间、两次治疗的间隔时间及疗程等。刺激量在于适度，并非越大越好，也非越小越好。应力求以最小的力量，用最简单的方法，使患者痛苦最小，疗效最好，疗程最短。

### 3. 治疗部位的特异性

按摩推拿治疗疾病的疗效还取决于治疗部位的特异性。若某部位能够治疗某种病，则这个部位对这个病有特异性。若某病必须用某一部位来治疗，则这个部位对于该病的特异性较高。部位的选择是按摩推拿取效的关键。治疗中应根据病因、病机、辨证选择治疗部位。

以上三点在治疗中是相互关联的，只有三点全部施用正确，才能有疗效，才能达到最好的疗效，才能最快地出现治疗效果。

## 五、推拿治疗原则

### 1. 强则松之

强指筋强，即肌肉痉挛；松指松筋、放松、松解、舒筋。损伤可以导致筋强，即肌肉痉挛；因此在治疗时应以松筋、放松、松解、舒筋为治疗原则，选用具有松筋、放松、松解、舒筋作用的手法，如一指禅推法、揉法，达到缓解肌肉痉挛的目的。

### 2. 瘀则祛之

瘀指瘀血；祛指祛瘀、祛除。瘀血是损伤常见的症状；因此在治疗时应以祛瘀为治疗原则，选用具有活血祛瘀止痛作用的手法，此类手法多具有较为明确的方向性，如在踝关节软组织损伤患者病变局部施以推法，可达到瘀血祛、新血生、疼痛止的目的。伤科瘀血与内科中的瘀血一样，可分为有形、无形瘀血。凡痛有定处、拒按或有皮下血肿、瘀斑或舌质紫暗均列为瘀血。

### 3. 塞则通之

塞指经络闭塞不通；通指疏通、通经。损伤可导致经络受损，壅塞不通，不通则痛；因此在治疗时应以疏通经络为治疗原则，达到止痛的目的，选用具有疏通经络作用的手法，此类手法亦具备一定方向性或直接作用在人体的经络腧穴，即所谓"推经络、走穴道"，如颈椎病患者出现上肢远端的疼痛或麻木，可在天宗、风池、极泉等穴处施以点法或拨法，或沿上肢部手三阳经循行处施以推法，达到通经止痛的目的。

"瘀"与"塞"均可致疼痛，二者的区别在于：瘀血为痛，其痛有定处、固定不移、疼痛拒按，治疗原则为活血祛瘀止痛，代表性的手法为"点揉痛点"。闭塞为痛，多为麻木、痛无定处、疼痛多喜按，治疗原则为疏经通络止痛，代表手法为"点穴通经""点穴止痛"。

### 4. 肿则消之

肿指肿胀；消指消散、消肿。肿胀亦是损伤常见的症状；因此在治疗时应以消肿为治疗原则，选用具有消肿作用的手法，此类手法具备一定方向性，施用后便于肿胀处组织液的消散与吸收，以达到消除肿胀的目的。如下尺桡关节损伤的患者，在急性期后可在局部施以向心方向的推法、捋法，可促进肿胀的消散。

### 5. 寒则温之

寒指一切受寒、受凉等实证或虚证表现为寒者；温指温通、温热。感受寒凉或机体本身阳气不足是大多数伤科疾病的主要原因，同时寒邪亦可加重损伤；因此在治疗时应以温热、温通为治疗原则，即"按之则热气至，热气至则痛止"。如在颈肩腰背疼痛患者的局部施以擦法，或选择其他具有温热效应的治疗方法，可达到温散寒邪、补虚助阳的目的。

### 6. 失则调之

失指脏腑失和、气血失调、阴阳失衡、经络失常；调指调和、调节。无论是外伤（伤筋、伤骨），还是内伤所致阴阳、气血、经络失常，均可导致脏腑功能失调；因此在治疗时应以调和阴阳、调节脏腑、调和气血为治疗原则，选用具有调和、调节作用的手法，如摩腹、分推腹阴阳、十指分推胸胁，达到调和脏腑、调和阴阳、调和气血、调节经络的目的，使其发挥正常功能。在内妇儿科治疗中还需根据辨证，参考内科治疗原则、腧穴理论进行细化。

### 7. 凝则动之

凝指筋凝、筋结；动指助动，即帮助肢体、关节运动。筋凝相当于现代医学的功能受限，如肩凝，筋结如"腘如结"，在治疗时应以助动为治疗原则，选用具有助动作用的手法，如肩周炎患者出现肩部活动功能受限，可选用肩部摇法，达到松解筋凝、恢复功能的目的；下腰痛患者出现膝关节屈伸不利、小腿胀痛，可选用膝关节屈伸法，达到缓解筋结、恢复功能的目的。

### 8. 聚则展之

聚指筋聚、挛急；展指舒展、伸展。中医所说筋聚、挛急相当于现代医学中的椎间隙变窄以及粘连、神经受压引起的肢体功能受限。治疗时应以展筋为治疗原则，选用具有展筋为目的的手法，如：脊柱拔伸法，达到消除筋聚、增加椎间隙的目的。肌肉牵拉法，可拉长肌纤维，伸展经筋，增加关节活动度，放松肌肉。神经牵拉法，可解除神经根受压，治疗神经受压引起的功能受限。

### 9. 乱则复之

乱指筋乱、骨乱；复指整复、复位。损伤可致筋出槽，骨错缝，相当于现代医学中的解剖关系紊乱。在治疗时应以调理筋骨、整复错位为治疗原则，选用具有整复作用的手法，如针对落枕患者出现"筋出槽、骨错缝"的症状，可以施用颈部端提法，达到调理筋骨、整复错位的目的。

### 10. 收则散之

收指治疗结束；散指宣散、消散。在治疗结束时应以宣散气血为原则，选用具有宣散气血作用的手法，如搓法、指尖击法，达到宣散气血，防止气聚于上或气聚于治疗局部的目的。

## 六、推拿的补泻

补虚泻实是中医治疗疾病的基本法则之一。补，即补正气之不足；泻，即泻邪气之有余。手法的补泻作用，是通过医师在手法操作时改变手法的用力大小、方向及速度等来实现的。一般来说，凡用力轻，程度浅，频率慢，顺着经络循行，且持续时间较长的手法为补法，对人体有兴奋、激发和强壮作用；反之，用力重，程度深，频率快，逆着经络循行，且持续时间稍短的手法为泻法，对人体有抑制、镇静和祛邪作用；此外，强度、频率与操作时间适中，在经络循行线上往返操作的刺激手法为平补平泻法，有平衡阴阳、通调脏腑的作用。

有关按摩的补泻作用，主要有以下几个方面：

**1. 按手法的刺激强度分**：轻刺激为补法；重刺激为泻法。

**2. 按手法的运动方向分**：向心性操作为补法；离心性操作为泻法。顺时针方向为补法；逆时针方向为泻法。需要注意的是，在腹部进行手法操作时，逆时针方向施术为补法；顺时针方向为泻法。

**3. 按手法的频率分**：频率缓慢的为补法；频率急快的为泻法。即所谓"缓摩为补，急摩为泻"。

**4. 按经络的循行分**：顺经络循行操作为补法；逆经络循行操作为泻法。

**5. 按操作的时间分**：持续时间较长为补法；持续时间较短为泻法。

必须指出的是，按摩的补泻作用是相对的，在临床应用时并非一成不变的，不能单纯地以手法的轻重、快慢、方向、持续时间等作为补泻因素，而应需根据具体情况，辨证地灵活应用。

## 七、推拿介质

### 1. 推拿介质的概念

推拿介质是指推拿手法治疗时，为了润滑皮肤，防止损伤，便于操作或借助药物辅助作用增强疗效，医师常在患者体表治疗部位涂抹一些粉剂、水剂、油剂、膏剂、酒剂等物质，这些物质称为推拿介质。

按摩介质的类型很多。常用的有粉剂（如滑石粉）、水剂（如水、汤药）、油剂（如麻油、红花油）、膏剂（如冬青膏）、酒剂（如白酒、药酒）和其他剂型。大多数按摩介质都有双重作用，一是润滑皮肤，防止损伤，有利于手法作用力传导，便于操作；二是多含药物成分，具有辅助治疗、增强按摩疗效的作用。

### 2. 常用按摩介质及作用

（1）粉剂

滑石粉　即医用滑石粉。有润滑、敛汗爽肤作用，四季均可使用，夏季多用，适于各种病证，是临床上一种最常用的介质。在治疗部位涂以滑石粉，便于医师手法操作，防止患者皮肤损伤。

（2）油剂

① 液体石蜡　即医用液体石蜡。有润滑皮肤和去除表皮衰老细胞作用。

② 麻油　即食用麻油。除润滑作用外，使用擦法时涂少许麻油，能增强手法的透热作用。小儿久病成虚加用麻油配合手法，有加强补益的作用。

③ 红花油　由冬青油、红花、薄荷脑配制而成，有活血化瘀、消肿止痛等作用。常用于急性或慢性软组织损伤。

（3）膏剂

冬青膏　由冬青油、凡士林等配制而成，有温经散寒、加强手法透热和润滑作用。若加少许麝香可增强活血化瘀、祛风通络的功效。常用于软组织损伤及小儿虚寒性腹泻。

（4）水剂

① 葱姜水　葱白、生姜捣碎取汁，或葱姜切片浸泡于75%酒精中使用，能加强温热散寒作用。

② 姜汁　新鲜生姜洗净切片、捣碎取汁，加水少许即成。冬春季多用，有润滑皮肤、散寒解表、温中止痛、健脾暖胃、固肠止泻等作用。一般多用于小儿外感风寒所致的发热、咳嗽、腹痛、腹泻等症。

③ 薄荷水　薄荷叶适量，开水浸泡后放凉去渣使用。夏季多用，有润滑皮肤、清热解表、解暑、清利头目等作用，常用于小儿外感风热或暑热导致的发热咳嗽。

④ 水　即凉饮用水。有清凉退热作用，并能湿润皮肤，防止皮肤损伤。小儿推法常蘸水操作，如退六腑可治小儿发热。

（5）酒剂

① 白酒　即市售白酒。多用于成人，有活血祛风、散寒除湿、通经活络的作用，一般用于急性扭挫伤和痹症，对发热患者尚有降温作用。

② 酒精　即75%医用酒精，有散热作用。

③ 药酒　常用风湿活络酒、五加皮酒、独活寄生酒等，有行气活血、通经活络、祛风除湿等作用，可视具体病情选用，适于各种急慢性损伤。

（6）其他剂型

① 按摩乳　即市售按摩乳。有润滑、护肤等作用，四季均可应用。擦法和按揉法操作时用之能增强活血化瘀、通经活络作用。

② 鸡蛋清　将鸡蛋穿一小孔，取蛋清使用。有清凉去热、消食化积作用。多用于小儿外感发热、消化不良等症。

临床选择使用推拿介质，要注意以下几点：① 明确目的，是润滑皮肤还是药物辅助治疗或二者兼具。② 明辨病证，根据具体病情选择适当的推拿介质。③ 因人制宜，根据患者年龄、体质、生活习惯等选择使用。

## 八、推拿异常情况及处理

一般来说，推拿无毒、副、损伤作用，多数患者不会产生不适反应，甚至出现轻松愉快、病痛缓解的反应；有些患者可能产生短暂轻度的不适反应，继续治疗则会消失，这些均属于手法治疗的正常反应。但推拿手法应用不当、操作时间过长或刺激力度过大，患者精神紧张，或推拿适应证选择不当等，则会出现手法的异常反应，甚至产生对人体的损害，发生按摩意外。对手法的异常反应必须提前预防，一旦发生，必须及时恰当处理。

推拿手法治疗的异常情况，常见有晕厥、疼痛加重、皮肤破损、皮下出血、骨关节损伤等。

### 1. 晕厥

在手法治疗时，患者突然出现头晕、恶心、面色苍白、四肢发凉、出冷汗甚至发生短暂意识丧失、昏倒等现象，称为晕厥，属中医厥证范畴。

**原因**

① 情绪过于紧张或对手法有恐惧感。
② 饥饿、疲劳或体质极度虚弱。
③ 有低血压、低血糖、心脏和脑血管病史。
④ 由卧位到坐、立位的按摩体位变换过快。
⑤ 手法力度过大、患者剧烈疼痛或按摩时间过长。
⑥ 使患者颈部突然转动或按压颈动脉窦部位时间较长。

**表现**

头晕、恶心、面色苍白、四肢发凉、出冷汗、短暂意识丧失或昏倒。

**处理**

① 出现晕厥或晕厥先兆，患者突然头晕、恶心、呕吐时，立即停止推拿，使患者平卧，保持空气流通，解开患者衣扣，以保持呼吸通畅。轻者可给予温开水，休息一会即可好转。

② 若有昏倒、短暂意识丧失者，可立即掐人中、内关、合谷，拿肩井，按揉涌泉或配合针刺促其苏醒。若无效即送急诊处理。

③ 较重的晕厥患者，应注意保暖，并口服温糖盐水100～200mL，随时观察血压、脉搏的变化，必要时可给少量氧气吸入。

④ 待患者晕厥症状基本消失后，一般应卧床休息观察至少半小时，方可起身。

⑤ 查明晕厥原因，以确定是否继续进行手法治疗。如有其他病史，应先治疗其他疾病，待治愈后再进行手法治疗。

预防

① 治疗前详细询问病史，有诱发晕厥的疾病者，禁用手法治疗。

② 对推拿有紧张、恐惧感者，应耐心解释，调节情绪。

③ 不在患者饥饿、疲劳、极度虚弱状态下进行手法治疗。

④ 在手法治疗过程中，患者由卧位到坐、立位的变换不可过快。对剧烈疼痛患者，手法力度不可过大，时间不可过长。

⑤ 避免患者颈部突然转动和按压颈动脉窦部位时间过长。

⑥ 手法治疗时，要密切注意患者的反应，询问患者的感觉，及时调整手法。如有晕厥先兆征象，立即停止手法治疗操作。

**2. 疼痛加重**

患者经手法治疗后，疼痛比治疗前明显加重，两三天后仍无减轻反而加剧者，称为疼痛加重。这是手法治疗常见的一种异常情况，但须与推拿的正常反应鉴别。推拿的正常反应可见疼痛加重，但疼痛不剧烈，一般于推拿次日或两三天后逐渐减轻消失，无需特殊处理。

原因

① 手法刺激量过大，或时间过长，或力度过重，或幅度过大，或频率过快，均可使疼痛加重。

② 手法不规范，运动关节类手法操作不当，或使用暴力蛮力，或生硬涩滞，或体位不当。

③ 推拿适应证选择不当，或诊断不明，或造成新的损害。

④ 患者体质虚弱，疼痛耐受力差。

⑤ 发生皮肤破损、皮下出血、骨关节损伤等推拿异常情况。

① 患者推拿后疼痛明显加重，且经2～3次治疗仍无减轻，反有加剧趋势。

② 疼痛由浅入深，或由可耐受到不可耐受。

③ 患者出现新的压痛点，或伴肢体运动功能受限、强迫体位、拒按等症状。

④ 若发生推拿意外，可见皮肤破损、皮下出血、骨关节损伤等异常情况的相应症状。

**处理**

① 初次推拿，患者疼痛加重，可观察2～3日，仍无缓解，应重新检查诊断。如确属按摩适应证，应调整按摩手法。

② 若疼痛剧烈，应当检查是否造成新的损害或发生按摩意外。暂停按摩手法治疗，做相应处理。

③ 未造成严重损害和按摩意外的患者，可调整按摩手法和体位，减轻按摩手法刺激量，治疗观察2～3日。如疼痛明显减轻，则继续治疗。

④ 若发生按摩意外，停止按摩手法治疗，按其他异常情况及时处理。

**预防**

① 手法治疗前，必须明确诊断，根据推拿适应证具体情况及患者的体质、既往病史等制订适宜的治疗方案。

② 规范手法操作，掌握手法刺激量，坚持由小到大、由慢到快、由短到长、逐渐加量的原则。

③ 手法治疗过程中，随时询问患者疼痛感觉，注意病情变化。若突然剧烈疼痛，立即停止手法治疗，以免造成新的损害。

**3. 皮肤破损**

在按摩手法治疗过程中，因手法操作不当或器物划伤，可发生皮肤破损现象。

**原因**

① 手法操作不规范，如擦法未紧贴体表而使皮肤起皱，易发生皮肤破损。

② 手法刺激量过大，如按、揉、擦、搓等手法用力过大过猛，时间过长等。

③ 医师指甲过长或佩戴饰物等易划伤患者皮肤。

治疗部位出现皮肤破裂、流血或渗血、红肿、疼痛、皮肤渗出等。

处理

① 发现患者皮肤破损，即暂停手法治疗，做止血、消毒、包扎等外科一般处理。

② 若需继续手法治疗，应避开皮肤破损部位。

③ 在其他部位操作时，应规范手法，调整刺激量，必要时使用推拿介质。

④ 若系医师划伤，应修剪指甲，去除饰物。

预防

① 规范手法操作，注意掌握擦法、按法等动作要领。

② 调整手法刺激量，不可时间过长、用力过大。

③ 注意使用推拿介质，如滑石粉、液体石蜡等以保护、润滑皮肤。

④ 医师手法治疗前应注意修剪指甲，去除两手饰物。

**4. 皮下出血**

手法治疗时，因操作不当致皮肤浅层细小血管破裂出血，但皮肤无破口流血，血液淤积于皮下组织，称为皮下出血。

原因

① 手法操作不当，按、揉、击、拍、搓、揉等手法用力过猛、时间过长、刺激过重。

② 患者有出血倾向，血小板过低，凝血机制差等。

表现

治疗部位出现青紫、瘀斑或有疼痛、肿胀等现象。

处理

① 若发现皮下出血，应立即停止手法治疗，以免加重皮下出血。

② 用冷敷法止血，待 1～2 天后皮下出血停止时，可在局部轻柔地推拿，并配合热敷法，促使瘀血消散吸收。

③ 若皮下出血难以停止，或在非治疗部位发现瘀斑，应配合内科药物治疗以止血，并治疗其他疾病。

预防

① 规范手法操作，用力不可过猛过重，按压、挤压、击打等不可时间过长。
② 有其他易致皮下出血的疾病时，应治疗其他疾病。
③ 临床注意观察患者反应，询问手法轻重感受，及时调整手法。

**5. 骨关节损伤**

手法治疗时，因操作不当或患者特殊情况可发生骨折、关节脱位、关节扭伤等推拿意外，统称为骨关节损伤。属严重推拿异常情况，须及时恰当处理。

原因

① 按摩手法操作不当，使用暴力蛮力，或强行硬扳，或牵拉过度，或屈伸挤按过猛过重，或方向扭曲等。
② 年老体弱患者，骨关节运动功能长期废用的患者，有骨骼病变的患者，易发生骨关节损伤。

表现

① 发生骨折时，常见疼痛、肿胀、功能障碍等症状。严重骨折则可见肢体畸形、骨擦音和异常活动。
② 发生关节脱位时，除疼痛、肿胀、关节活动功能障碍外，还可见骨端关节面位置改变、关节盂空虚、弹性固定等症。
③ 发生关节扭伤时，局部疼痛、肿胀、扭伤关节功能障碍，可伴见关节囊、关节周围韧带、肌腱撕裂等症。
④ 骨关节损伤严重或处理不当者，可并发血管、神经损伤而出现相应症状。

处理

① 怀疑发生骨关节损伤，立即停止手法治疗，并行X线检查以明确诊断。
② 轻微骨折，由骨伤科医师及时整复固定；重度骨折患者送骨伤科治疗，送前切忌随意搬动，以免造成新的损伤。

③ 关节脱位应尽早复位；严重的关节扭伤根据关节囊、韧带、肌腱撕裂情况进行相应处理，由骨伤科医师治疗。

④ 有骨骼疾病的患者，应同时治疗骨骼疾病。

**预防**

① 手法力度不可过大过猛，切忌使用暴力蛮力，对摇扳、屈伸、按压、牵抖等运动关节类手法操作应慎之又慎。

② 对儿童、年老体弱、有骨骼病变的患者，手法要因人制宜，防止发生骨关节损伤。

③ 进行关节被动运动时，一定要在正常生理活动范围内，应由小到大、由慢到快，循序渐进。禁止强行硬扳、过度牵拉、突然发力、旋转扭曲等粗暴操作。

④ 在手法治疗过程中，随时询问患者耐受情况，及时调整手法操作。

## 九、推拿的禁忌证与适应证

### 1. 按摩的禁忌证

（1）各种急性传染性疾病、感染性疾病，禁用按摩手法治疗，以免贻误病情。

（2）诊断不明的急性脊柱损伤的患者，禁用按摩手法治疗，以免造成新的损伤，产生严重后果。

（3）各种骨折、骨关节结核、骨关节化脓性疾病、骨髓炎、骨肿瘤，严重的老年性骨质疏松症等，禁用按摩手法治疗，以免产生新的损害，加重或贻误病情。

（4）有血液病或出血倾向的患者，如血友病、恶性贫血、紫癜等，禁用按摩手法治疗，以免导致局部组织内出血。

（5）严重的心、脑、肺、肝、肾等器质性疾患或极度虚弱患者，禁止单独使用手法治疗，以免贻误病情或发生按摩意外。

（6）皮肤破损（如烧烫伤）、皮肤病（如湿疹、癣、疱疹）化脓渗出，患处忌用手法治疗，以免引起局部感染或加重病情。

（7）孕妇的腹部、腰部及合谷、至阴等穴处，禁用按摩手法治疗，以免引起流产或出血现象。

（8）按摩医师必须严格掌握按摩禁忌证，以免发生临床事故。

**2. 适应证**

（1）伤科病症：落枕、颈椎病、肩周炎、肱骨外上髁炎、腕管综合征、腰椎间盘突出症、腰肌劳损、关节及软组织扭挫伤、关节脱位、关节僵直症、外伤性截瘫等。

（2）内科病症（含五官科）：感冒、咳嗽、不寐、中风后遗症、胃痛、泄泻、便秘、眩晕、消渴、尿失禁、头痛、痹症、口眼歪斜、青少年近视等。

（3）妇科病症：月经不调、痛经、妊娠恶阻、缺乳、乳痛、乳腺小叶增生、更年期综合征、不孕症等。

（4）儿科病症：感冒、发热、腹泻、厌食、疳积、遗尿、夜啼、疝气、小儿肌性斜颈、小儿麻痹症等。

**3. 按摩的注意事项**

（1）患者过度饥饿、饱胀、疲劳、精神紧张时，不宜立即进行手法治疗。若患者有疑虑或恐惧，应耐心解释，争取医患合作。

（2）选择恰当的患者体位，以患者感觉舒适、肌肉容易放松、呼吸自由，既能维持较长时间又方便医师操作的体位为宜。

（3）身体瘦弱、气血亏虚患者，按摩手法操作时间不宜过长，力度不宜过重。每次操作时，一般应力度先轻后重、关节活动范围由小到大、运动速度由慢到快，逐渐增加。

（4）慎用颈椎扳法、腰椎扳法等运动关节类手法，以免发生意外。若确应使用时，一定要在上级医师指导下注意手法的正确性和安全性，在正常的生理活动范围内和患者能够忍受的情况下进行。

（5）妇女孕期、月经期的腰骶部、腹部、肩部相关穴位应慎用，治疗前一定要询问患者，以免发生意外。非必需治疗的女性敏感部位，应避免手法操作。

（6）腰腹部手法治疗前，患者应先排空大小便，去除阻碍操作的裤带衣物。天气寒冷时，操作前医师应两手保暖。

（7）医师须根据患者的体质、病证、部位、性别等不同情况恰当选择、灵活加减手法，做到手法准确、规范、力度适中，避免使用暴力蛮力，手法宜精不宜滥，贵专不贵多。

（8）医师在手法治疗时，要集中精力，观察患者的反应，如面部表情变化、肌肉的紧张度及被动运动的抵抗程度等。询问患者的自我感觉，根据具体情况调整手法力度与方法，避免增加患者的痛苦和损伤。

（9）医师在手法治疗时，应注意保持个人卫生及工作环境的清洁。应经常修剪指甲，不得佩戴戒指及其他饰品，以免擦伤患者皮肤。治疗前后均应两手清洁或消毒处理，防止交叉感染。

（10）手法治疗的时间应根据患者的病情、体质和所选用的手法等确定。一般每次以20～30min为宜，不可过短，个别患者可适当延长，以保证疗效。一般慢性病证可每日按摩一次，10～15次为一疗程，每个疗程之间可间隔3～5天，以保证提高按摩手法效应。

## 第二节　治疗各论

## 一、落枕

### 概述

落枕是指睡卧当风引起颈部疼痛、功能受限，又称为"失枕"。本病四季均可发生，但以秋冬两季最多；男女发病均等；左右发病概率相当。从损伤部位来看，可有颈部肌肉损伤、韧带损伤、椎间关节的损伤。

### 病因病机

1.睡眠姿势不良是造成落枕的主要原因。可导致颈部肌肉、关节、韧带的损伤。睡眠时，绝大部分时间是侧卧，若因枕头过高或过低，均可造成一侧肌肉受牵拉而损伤。

2.与寒凉有关，这是次要因素或是诱因。因寒凉刺激可使颈部血管收缩，导致肌肉缺血，产生疼痛、痉挛，两侧肌肉张力不一致而产生症状。

### 临床表现

1.颈部疼痛：其特点为① 疼痛多为剧烈疼痛；② 疼痛在睡眠后出现；③ 疼痛多在一侧，亦可两侧疼痛；④ 疼痛在颈部活动时明显加重；⑤ 较重的向上可波及头，向下可波及上肢。

2.功能受限：颈部可出现不同程度的功能受限，各方向功能均可受限，但以向患侧旋转受限为主。

3.颈部可因疼痛出现颈部歪斜，也可见到"头向前冲"等现象。

4.颈肩部肌肉痉挛、压痛。

5.可出现颈部棘突偏歪、颈椎生理曲度减小或反张、两侧有不对称感。

**诊断要点**

1.因睡眠姿势不良或感受风寒后所致。

2.急性发病，睡眠后一侧颈部出现疼痛、酸胀，可向上肢或背部放射；活动不利，活动时伤侧疼痛加剧，严重时头部歪向病侧。

3.患侧常有颈肌痉挛，胸锁乳突肌、斜方肌、菱形肌及肩胛提肌等处压痛。在肌肉紧张处可触及肿块和条索状的改变。

**手法治疗**

以通经、松筋、整复、助动、温通为治疗原则。

**1. 点穴止痛**

先点按两侧合谷、外关和落枕穴以通经止痛（图3-1）；每穴点按0.5min至1min；强刺激；点穴的同时应嘱患者活动颈部。待疼痛缓解后再进行后续手法治疗。

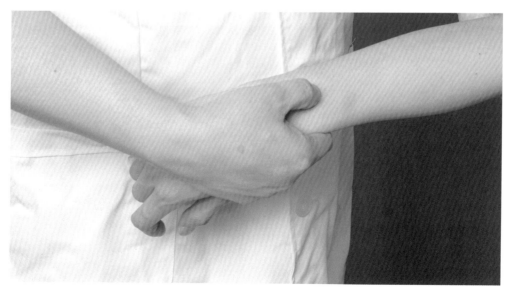

图3-1　点穴止痛

## 2. 按揉松筋

在颈部施用一指禅推法、滚法、点揉、拿法，使颈部及肩部肌肉放松。放松的重点是胸锁乳突肌和斜方肌。放松时应从上到下，从中央到两边，从健侧到患侧，力量从小到大，作用层次由浅至深，改善局部血液循环，从而缓解痉挛，达到止痛的目的（图3-2）。

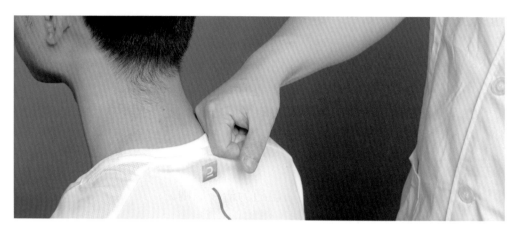

图3-2　按揉松筋

## 3. 扳法复位

若有棘突偏歪可做颈椎定位旋转扳法（图3-3）。

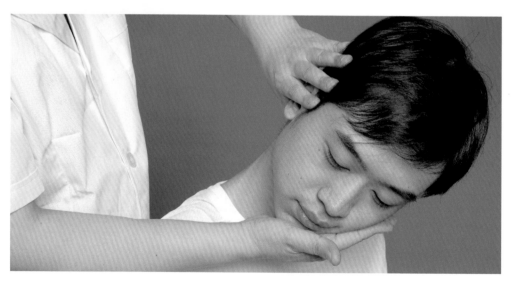

图3-3　扳法复位

### 4. 端提治乱

若有颈椎沿矢状轴或额状轴的旋转可做颈部端提手法纠正错位，同时也可缓解颈部肌肉痉挛（图3-4）。亦可用仰卧位颈部旋牵法纠正错位（图3-5）。

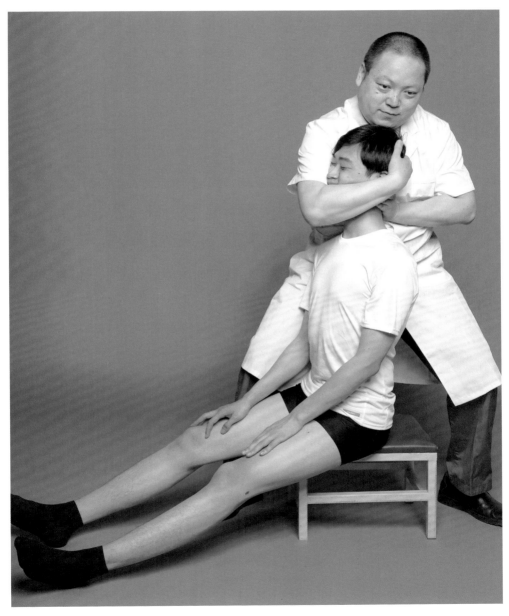

图3-4　端提治乱1

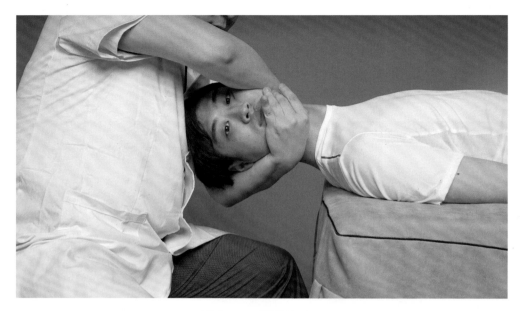

图3-5　端提治乱2

### 5. 摇法助动

针对颈部功能受限可做颈部摇法，以增加颈部活动范围，恢复其正常功能（图3-6）。

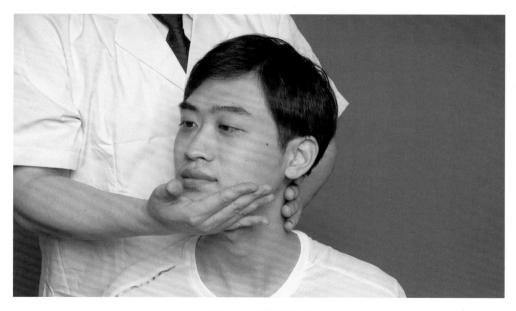

图3-6　摇法助动

### 6. 侧扳助动

若有侧屈受限可做颈椎侧扳法（图3-7）。

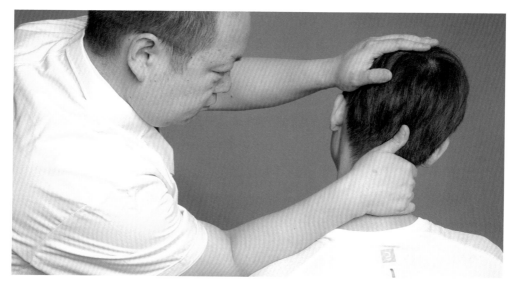

图3-7　侧扳助动

### 7. 擦法温通

在颈肩部做擦法，以透热为度，用以改善局部血液循环，缓解肌肉痉挛，达到温通经络的作用（图3-8）。

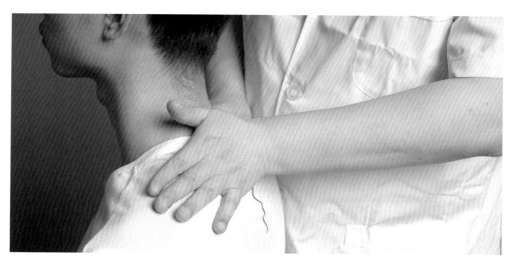

图3-8　擦法温通

## 其他治疗

### 1. 中药外敷

颈部可用中药热敷（当归，羌活，红花，白芷，防风，乳香，没药，骨碎补，续断，宣木瓜，透骨草，川花椒，川芎，片姜黄），使痛得热而减。

### 2. 针灸治疗

可选用局部穴配远端穴。局部穴可选用阿是穴、风池、肩井等，远端穴选合谷、后溪、养老、外关、阳陵泉、悬钟。采用泻法。

### 3. 拔罐

在局部涂少量按摩乳后拔罐，可改善局部血液循环，缓解局部痉挛。

## 注意事项

1. 本病治疗后应注意休息，避免再受寒凉刺激。

2. 如果反复发生落枕，有可能是颈椎病的先兆。

3. 当颈部发生扭伤时，一般可按落枕进行治疗。但如果扭伤较重，特别是中年人的扭伤、运动损伤，要特别注意有无颈椎椎间关节脱位、一过性脱位、脊髓损伤。

### 视频资源

扫一扫，可观看落枕的推拿治疗（视频3-1）。

视频 3-1
落枕的推拿治疗

# 二、肩周炎

## 概述

肩周炎是肩关节周围炎的简称，是因肩部广泛粘连，以肩部广泛疼痛和功能广泛受限为特点的疾病。本病好发于50岁左右的人群，故又称"五十肩"；因患病以后，肩关节不能运动，仿佛被冻结或凝固，故又称"冻结肩""肩凝症"；因患者常感觉有冷气进入肩部，故又称"漏肩风"。女性患者较男性为多，左侧多于右侧。本病有一定的自愈性，一般需要8个月至2年。

**病因病机**

1. 继发于肩部外伤或肩部其他疾病，如肱二头肌长头腱鞘炎、肩袖损伤、冈上肌肌腱炎等。也可继发于肩部骨折、脱位。上肢手术后固定肩关节，亦可造成肩关节粘连。本病也可继发于颈椎病、冠心病。

2. 与体质虚弱有关，如大病久病以后，体质虚弱，肩关节运动减少，亦可出现肩关节粘连。

**临床表现**

**1. 肩部疼痛**

肩关节疼痛特点为肩关节广泛疼痛、夜间痛甚、受牵拉撞击时疼痛加重、疼痛较重者可向上肢和耳放射或感应、疼痛由轻至重。

**2. 肩关节运动功能受限**

肩关节功能受限特点为肩周广泛受限、主动活动受限、被动活动受限。患者常诉梳头、穿衣、系腰带、叉腰困难。

**3. 肩关节周围压痛**

其特点为广泛压痛。压痛点常位于喙突、大结节、小结节、结节间沟、三角肌止点、肩峰、冈上肌、冈下肌、小圆肌、肩胛提肌。

**4. 出现外展扛肩现象**

**5. 肌肉萎缩**

肩关节粘连日久，功能受限，即可发生肌萎缩，尤以三角肌和冈上肌明显。

**诊断要点**

1. 慢性劳损，外伤筋骨，气血不足复感风寒湿邪所致。

2. 好发年龄在50岁左右，女性发病率高于男性，左肩多于右肩，多见于体力劳动者，多为慢性发病。

3. 肩部疼痛特点为肩关节广泛疼痛、夜间痛甚、受牵拉撞击时疼痛加重；疼痛较重者可向上肢、耳放射或感应。

4. 肩关节运动功能受限

肩关节功能受限特点为肩周广泛受限、主动活动受限、被动活动受限。

5.肩关节周围广泛压痛。

6.出现外展扛肩现象。

7.肩部肌肉萎缩，以三角肌和冈上肌明显。

8.X线检查多为阴性，病程久者可见骨质疏松。

**手法治疗**

以活血、祛瘀、助动、宣散为治疗原则。

患者取坐位进行治疗。

**1.滚揉活血**

医师站于患者侧方，用前臂及身体侧方夹住患肢，另一手在肩前、肩上、肩后做广泛、深透的滚法或揉法，以达疏通经络、活血止痛的目的。也可配合患侧肩关节的前屈、外展、后伸运动，也可在肩部做揉法、拿法（图3-9）。

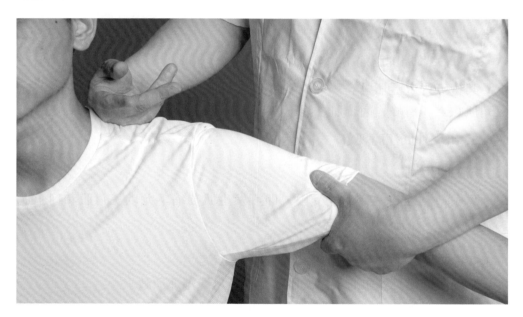

图3-9 滚揉活血

**2.点揉止痛**

医师用示中指或拇指点揉、弹拨喙突、肩峰、大小结节、结节间沟、三角肌止点、秉风穴、天宗穴、肩贞穴等，力量由小到大，然后点按合谷、后溪、中渚，以达活血祛瘀止痛的目的（图3-10）。

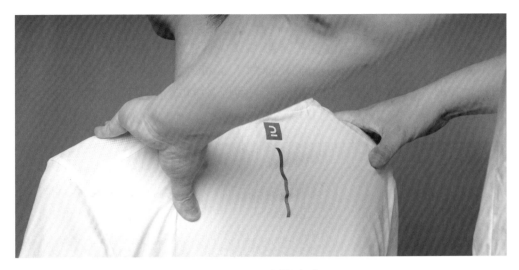

图3-10　点揉止痛

### 3. 摇法助动

医师站在患者健侧后方，做肩关节的摇法，以恢复肩关节的正常功能。在做摇法时应逐渐加大摇动范围，使其逐渐接近正常角度（图3-11）。

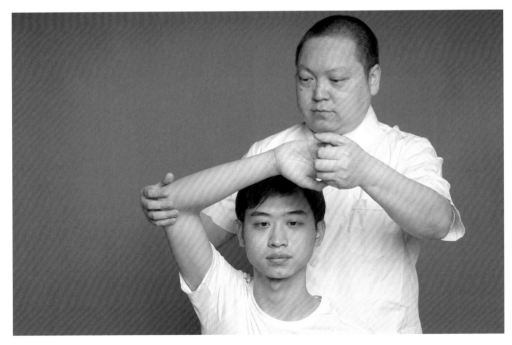

图3-11　摇法助动

**4. 抖法松解**

医师站于患侧，双手握住患者手指，先使患侧上肢外展，在牵引的情况下，做连续、小幅度、均匀、快速的上下抖动，目的在于放松肌肉，松解粘连，缓解疼痛，恢复肩关节外展功能。在抖动过程中可以瞬间加大抖动的幅度一至数次（图3-12）。

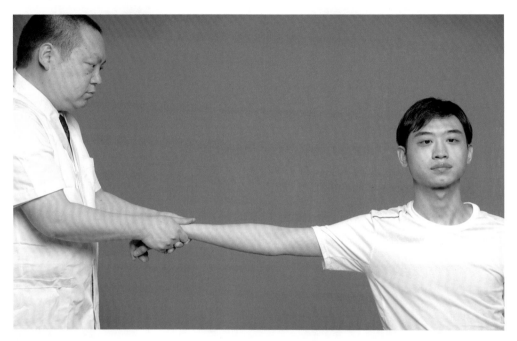

图3-12　抖法松解

**5. 抱揉宣散**

医师两手分别置于患肩前后做环旋揉动，也可做搓法，以缓解疼痛，宣散气血，结束治疗（图3-13）。

亦可依据患者的病情、体质，选择卧位进行治疗。

**1. 俯卧助动**

患者俯卧，患肢自然放于体侧。医师立于患侧，一手揉肩，另一手牵拉患侧上肢，在始终保持对患肩的按揉放松以及对患肢的牵拉的基础上做如下动作：① 使患侧上肢紧贴骶臀部逐渐向后正中线做内收动作；② 继续紧贴腰骶部内收患肢至前臂呈水平位。此操作可贯穿整个疗程，不必强求在一次治疗中完成（图3-14、图3-15）。

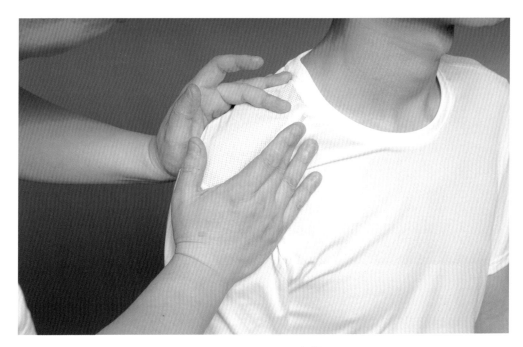

图3-13　抱揉宣散

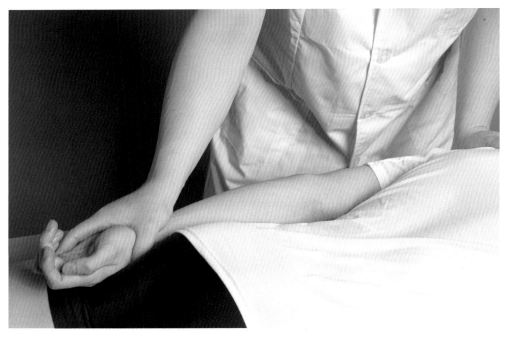

图3-14　俯卧助动1

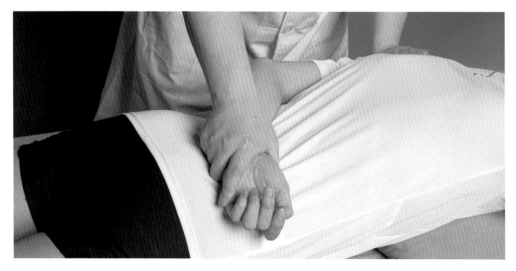

图 3-15　俯卧助动 2

## 2. 侧卧助动

患者取健侧卧位，患肢在上置于体侧。医师立于其腹侧，一手在患肩周围施以揉法、拿法、拨法放松，另一手牵拉患侧上肢，在始终保持对患肩的按揉放松以及对患肢的牵拉的基础上做如下动作：① 使患侧上肢紧贴骶臀部逐渐向后正中线做内收动作；② 继续紧贴腰骶部内收患肢至前臂呈水平位。此操作可贯穿整个疗程，不必强求在一次治疗中完成（图3-16、图3-17）。

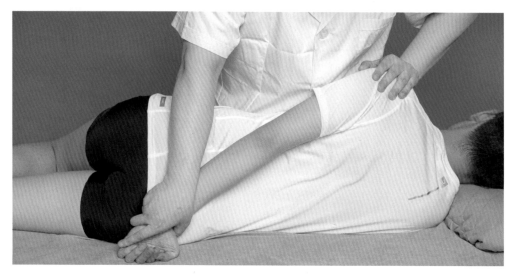

图 3-16　侧卧助动 1

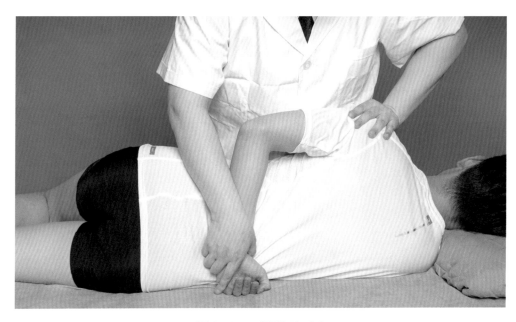

图3-17　侧卧助动2

### 3. 侧卧拔肩

患者取健侧卧位，患肢在上置于体侧。医师立于其背侧，两手握住前臂下段近肘关节处，缓慢向上方拔伸患者上肢，可反复操作，从而加大患肩的外展角度（图3-18）。

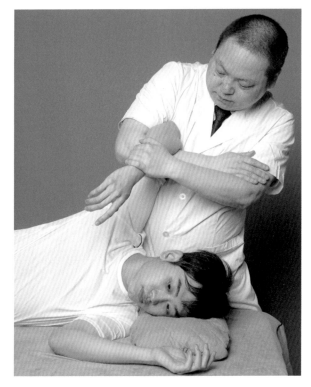

图3-18　侧卧拔肩

### 4. 仰卧助动

患者仰卧，患肢主动外展至最大限度。医师立于患者身体与上肢之间，一手揉患肩，在始终保持对患肩的按揉放松的基础上，另一手握住患者腕部，使患肩被动外展，并逐渐加大外展角度（图3-19）。

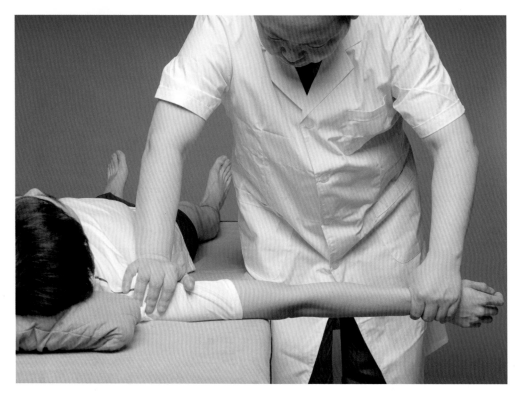

图3-19　仰卧助动

### 5. 仰卧摇肩

医师一手握患者腕部，另一手托其肘部，做肩关节的摇法，以恢复肩关节的正常功能。在做摇法时应逐渐加大摇动范围，使其逐渐接近正常角度（图3-20）。

### 6. 仰卧抖肩

医师站于患侧，双手握住患者手指，先使患侧上肢外展，在牵引的情况下，做连续、小幅度、均匀、快速的上下抖动。在抖动过程中，可逐渐加大患肩的外展角度（图3-21）。

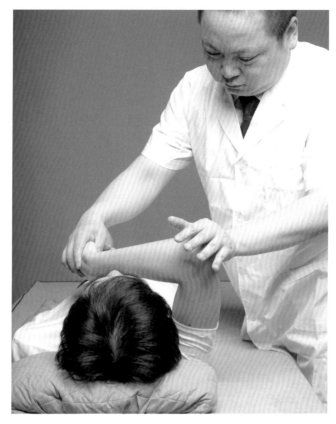

图3-20　仰卧摇肩

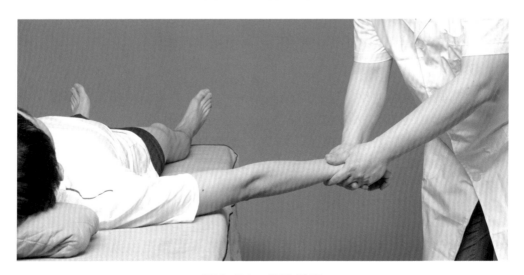

图3-21　仰卧抖肩

## 1. 毫针刺法

毫针刺法常用的局部穴位有阿是穴、肩髃、肩髎、肩贞、臑俞、臂臑。远端穴有曲池、合谷、三间、中渚、后溪、阳陵泉、条口等。针刺深度在 1 ～ 2 寸之间，局部穴位采用强刺激，远端穴位采用中等强度的刺激。留针时间为 20 ～ 30min，留针过程中每 5min 捻针 1 次。

## 2. 电针疗法

电针疗法取肩井、肩外俞、天宗、肩三针（即肩髃、位于腋前皱襞尽头上 1 寸的肩前穴、腋后皱襞尽头上 1.5 寸的肩后穴）、曲池、外关、颈椎夹脊穴。采用毫针刺法，每次取 2 ～ 4 个穴位，进针得气后接通电针治疗仪，采用变频波，电流强度以患者能耐受为度，每天 1 次，10 次为 1 个疗程。

## 3. 灸法

使用灸法治疗肩周炎时所选用的施灸部位与毫针刺法的局部穴位一致。包括经穴和阿是穴（压痛点）。可选用艾条灸、艾炷灸、温针灸的方法治疗。施灸后局部出现微红、灼热属正常现象，无须处理。但治疗部位应避免受凉、受风。

## 4. 拔罐法

治疗部位可选用肩前、肩后、肩外、背部等部位。一般选用中罐或小罐即可。每次拔罐时间根据所拔罐的吸附程度而定，一般在 5 ～ 10min。拔罐后可在局部轻轻按揉片刻。拔罐后应避免受凉、受风。

## 5. 腾药

腾药具有温经通络、活血化瘀、消肿止痛的功效。腾药药力缓慢、持久，可逐渐由毛窍浸入皮肤及深层组织达到治疗作用。常用的腾药方剂有：当归、羌活、红花、白芷、防风、制乳香、制没药、骨碎补、续断、宣木瓜、透骨草、川花椒、川芎、片姜黄。以上药物每种取 10g，混合，称为 1 副。

### 注意事项

1. 慎用强力牵拉、摇动等手法，以免造成肩部软组织撕裂或发生撕脱骨折。

2. 嘱患者注意肩部保暖。

3. 嘱患者坚持做摸高、摇肩、体后拉手等功能锻炼。

### 视频资源

扫一扫，可观看肩周炎的推拿治疗（视频3-2）。

视频3-2
肩周炎的推拿治疗

## 三、肱骨外上髁炎

**概述**

　　肱骨外上髁炎是指肘关节外侧、肱骨外上髁部局限性疼痛，并影响到伸腕和前臂旋转功能的急慢性、劳损性疾病，又称网球肘、铁匠肘等。本病好发于前臂劳动强度较大的人，如理发员、铁匠、厨师；运动员中以网球、羽毛球、乒乓球运动员较多见。中年人多见，男性多于女性（3：1），右侧多于左侧。本病中医称为"肘劳"，属伤筋范畴。

**病因病机**

　　**1. 慢性损伤**

　　前臂反复旋转或腕部屈伸运动过多，伸腕肌起点处受到过度牵拉造成慢性损伤。

　　**2. 急性损伤**

　　运动损伤中常见于网球运动员、乒乓球运动员"反拍击球"（前臂极度旋转，腕关节极度背伸）时用力过猛或训练过度，造成肌肉起点处的牵拉伤。

**临床表现**

　　**1. 肘关节外侧疼痛**

　　疼痛呈持续性、渐进性；疼痛性质为酸痛或刺痛；部分患者疼痛可向前臂及腕部或上臂放射；在提、拉、端重物或旋转用力（如拧毛巾）时疼痛加重；常因疼痛而致前臂无力，握力减弱，休息时疼痛明显减轻或消失。患者常诉不能拧毛巾，扫地，握物无力等。

　　**2. 肘外侧压痛**

　　肱骨外上髁处压痛，环状韧带、肱桡关节间隙处也可以有压痛。

**3.** Mill征阳性，前臂伸肌紧张试验阳性。

**4. X线检查**

多为阴性。有时可见肱骨外上髁处骨质密度增高，或在其附近有浅淡的钙化斑。

### 诊断要点

1. 好发于前臂劳动强度较大的人及运动员。
2. 肱骨外上髁处疼痛。
3. Mill征阳性和/或前臂伸肌紧张试验阳性。

### 手法治疗

以舒筋、祛瘀、展筋为治疗原则。

**1. 按揉局部**

医师一手托肘，另一手在肘外侧做一指禅推法或鱼际揉法。力量应柔和，重点是肱骨外上髁及其上下，目的在于舒筋（图3-22）。

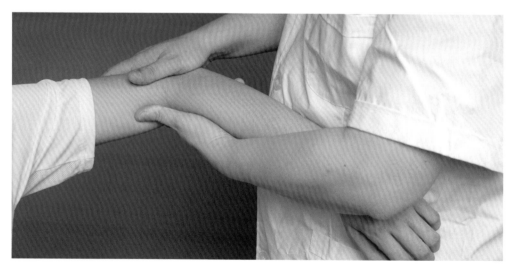

图3-22　按揉局部

**2. 弹拨痛点**

医师用拇指指端左右弹拨痛点5～10次，力量可稍大，目的在于祛瘀（图3-23）。

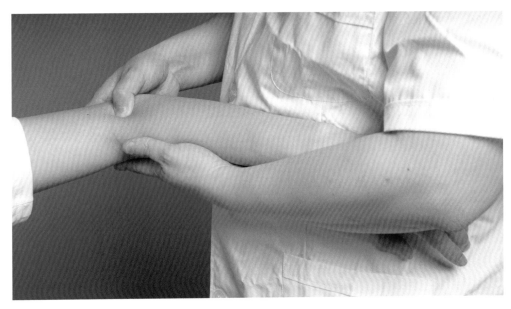

图3-23　弹拨痛点

### 3. 前臂摇法

医师用一手拇指点于痛点并做揉法，另一手握住患者腕部做前臂旋前摇法和旋后摇法，目的在于活血祛瘀（图3-24）。

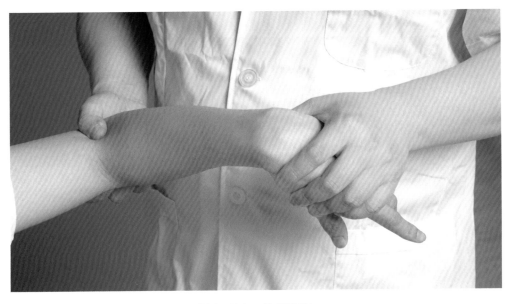

图3-24　前臂摇法

#### 4. 牵拉肘外侧

医师一手托肘内侧，另一手握腕关节桡侧，两手相对用力，用以牵拉肘关节外侧，目的在于展筋（图3-25）。

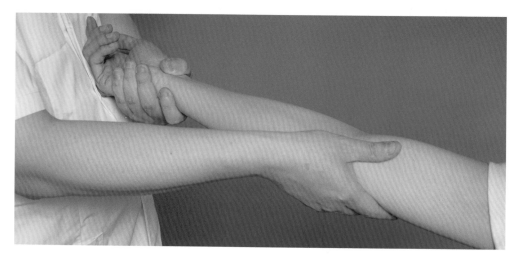

图3-25　牵拉肘外侧

#### 5. 局部推捋

涂少量按摩乳或红花油，医师用拇指罗纹面着力，上下推捋肘关节外侧，目的在于活血消肿（图3-26）。

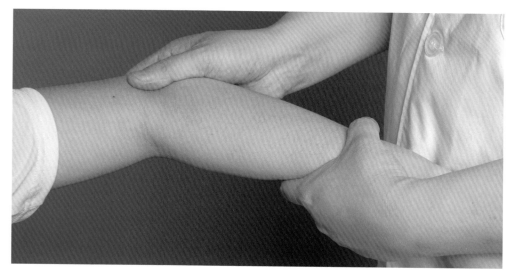

图3-26　局部推捋

### 1. 针灸治疗

治宜舒筋通络、止痛。以阿是穴、局部穴、手阳明大肠经经穴为主。取穴：压痛点，曲池，肘髎，手三里，合谷。刺灸方法：针用泻法，并加灸。亦可配合刺络拔罐法，压痛点可采用多向刺法。亦可在疼痛的局部进行围刺，或取阿是穴并针上加灸。每天1次，每次20min。

### 2. 中药外敷

治宜养血荣筋、舒筋活络止痛，外敷定痛膏或用海桐皮汤熏洗。

### 3. 封闭治疗

泼尼松龙25mg加普鲁卡因2mL，痛点注射，每周1次，3～5次为一疗程，绝大部分可治愈。

**注意事项**

1.手法治疗本病时力量不可太大，以免加重损伤。

2.治疗期间应注意前臂及腕部休息，运动员应暂停训练。

3.患肢应避免接触凉水，避免受凉。

## 视频资源

扫一扫，可观看肱骨外上髁炎的推拿治疗（视频3-3）。

视频 3-3
肱骨外上髁炎
的推拿治疗

## 四、桡骨茎突狭窄性腱鞘炎

**概述**

桡骨茎突狭窄性腱鞘炎是指桡骨茎突部拇长展肌腱鞘与拇短伸肌腱鞘发生的狭窄性病变，也称芬克斯坦（Finkelstein）病。好发于手工劳动者；男女发病比例大约为1：6。

**病因病机**

1.因长期摩擦、桡骨茎突部腱鞘解剖上的弱点、拇指运动较多较重，可造成肌腱变粗，腱鞘的内壁变厚，使得腱鞘发生狭窄、腱鞘与肌腱之间发生粘连。

2.有时腱鞘内有迷走肌腱存在，这种解剖变异也是产生本病的重要原因。

3.其病理变化为肌腱与腱鞘产生炎症、水肿、腱鞘内外层逐渐增厚，使腱鞘变得狭窄，肌腱与腱鞘之间轻度粘连。当肌腱肿胀，鞘内张力增高时，即出现疼痛及功能受限。

### 临床表现

1.桡骨茎突部疼痛

疼痛呈慢性进行性加重；晨起重，稍活动后可以减轻；疼痛可向上放散至肘，向下放散至指；拇指运动时疼痛加重。

2.桡骨茎突部压痛。

3.桡骨茎突部可有轻度肿胀。

4.Finkelstein征阳性。

### 诊断要点

1.有劳损史，好发于女性及腕部长期用力者。

2.桡骨茎突部疼痛、肿胀、压痛，腕部劳累后或寒冷刺激后疼痛加剧，握物无力，活动受限。

3.Finkelstein征阳性。

### 手法治疗

以活血、疏通、助动为治疗原则。

### 1. 点揉活血

患者取坐位。医师一手托住患者腕部，以另一手的拇指、鱼际在桡骨茎突部施以揉法，力量宜小不宜大，以起舒筋、活血的作用（图3-27）。

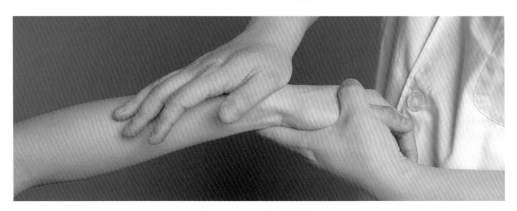

图3-27 点揉活血

## 2. 推抒消肿

在腕关节桡侧涂少量按摩乳，上下推抒拇长展肌与拇短伸肌两个肌腱，以消除腱鞘内肿胀（图3-28）。

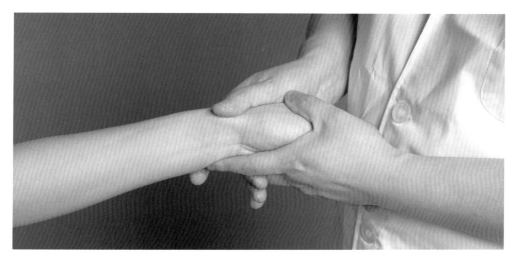

图3-28　推抒消肿

## 3. 拔伸助动

医师一手握患肢前臂下端，另一手握住患侧拇指拔伸，并使腕关节及拇指尺偏、桡偏以疏通狭窄，帮助拇指运动（图3-29）。

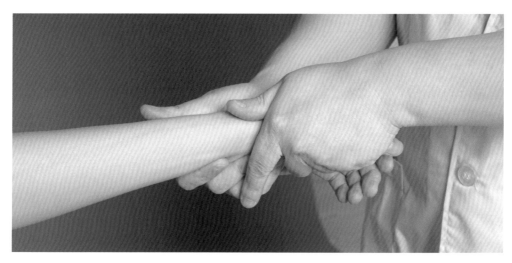

图3-29　拔伸助动

### 4. 擦法温通

沿腱鞘走行方向做鱼际擦法或指擦法，以透热为度，以达温通经络的目的（图3-30）。

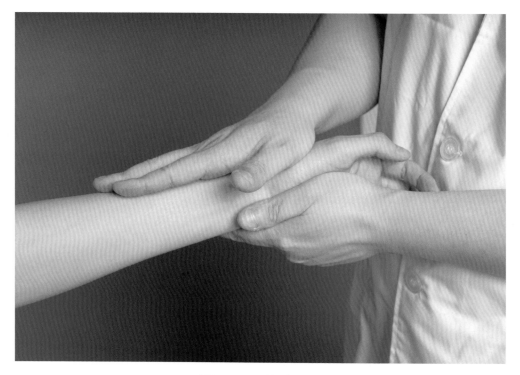

图3-30　擦法温通

其他治疗

### 1. 封闭治疗

用醋酸氢化可的松0.5mL，腱鞘内注射，每周1次，3～5次为1疗程，常可取得很好疗效。

### 2. 手术治疗

对于非手术疗法无效者，可考虑手术治疗。术后24h即可练习拇指各方向运动。

注意事项

应嘱患者治疗期间充分休息，避免接触凉水。

扫一扫，可观看桡骨茎突狭窄性腱鞘炎的推拿治疗
（视频3-4）。

# 五、腰肌劳损

## 概述

　　腰肌劳损是指腰部软组织长期受到慢性、损害性刺激，造成腰部肌肉、韧带、筋膜等组织慢性损伤，出现缺血、变性、渗出、粘连等病理变化，并产生局部疼痛，本病常被称为腰部软组织劳损。事实上，腰部软组织的劳损除肌肉劳损外，还包括韧带劳损和筋膜劳损。本病好发于成年人，缺乏体育锻炼的人发病率更高。

## 病因病机

### 1. 积累性损伤

　　在日常生活和劳动中，长期维持某种不平衡的体位，如木工推刨子，搬运工长期用一侧肩部扛重物，再如长期从事弯腰工作的劳动者，使得腰部肌肉、韧带长时间受到牵拉，不能得到足够的营养和充分休息，造成腰部软组织积累性损伤。

### 2. 陈旧损伤

　　急性腰肌损伤后，在急性期治疗不当或治疗不彻底，导致损伤组织修复不良，产生较多的瘢痕和粘连，使腰部功能减低且易出现疼痛。

### 3. 其他原因

　　先天性脊柱畸形、下肢功能性或结构性缺陷，都可导致腰背部软组织劳损，产生腰背痛。体弱、缺乏体育锻炼的人、脏器病变、妊娠也可造成腰部肌肉的慢性损伤。

## 临床表现

### 1. 腰部酸痛

　　其特点为一侧或两侧广泛酸痛，以酸为主，痛为辅；疼痛反复发作；

劳累后加重,休息后减轻;晨起轻,夜间重。患者常诉不能坚持弯腰工作,甚至不能洗脸,常被迫时时伸腰,或以拳击打腰部以缓解疼痛。

### 2. 压痛

其特点为广泛压痛,以酸为主,痛为辅。压痛点位于脊柱两侧腰肌,或韧带,或筋膜起止点处。压痛点的位置提示劳损部位,如竖脊肌压痛,提示竖脊肌劳损。

### 3. 腰功能正常

患者腰部功能多为正常,但活动时可能有不适感。在急性发作时,脊柱可有侧弯,可出现下肢牵涉痛。

### 4. X线片

多无阳性表现。部分患者X线片有脊柱侧弯,生理曲度减小。骨质增生的程度与年龄、病程成正比。X线片有助于除外脊柱先天畸形,如脊柱裂、腰椎骶化,骶椎腰化、脊柱侧弯、椎体畸形。

### 诊断要点

1.有长期腰痛史,反复发作。

2.一侧或两侧腰骶部酸痛不适。时轻时重,缠绵不愈。劳累后加重,休息后减轻。

3.一侧或两侧竖脊肌轻度压痛,腰腿活动一般无明显障碍。

### 手法治疗

以松筋、温通为治疗原则。

患者取俯卧位或健侧卧位进行治疗。

### 1. 掌推背脊

患者取俯卧位。医师用掌推法由上至下分别推背部督脉(大椎至长强)及两侧夹脊、足太阳膀胱经(大杼至昆仑、附分至昆仑),每条经推3~5遍(图3-31)。

### 2. 滚法舒筋

采用滚法作用于腰骶部,以达松解肌肉僵硬,改善局部血液循环的目的。医师用滚法作用于患者背部及腰骶两侧肌肉。在滚动时,要求做到广泛、深透(图3-32)。

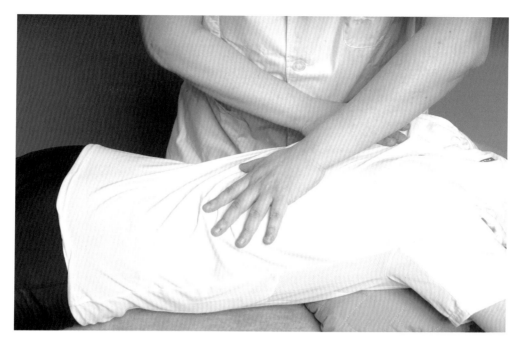

图3-31　掌推背脊

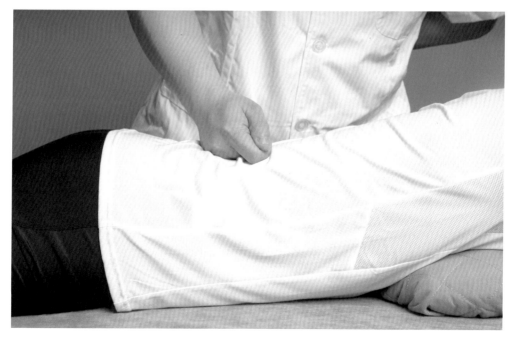

图3-32　滚法舒筋

### 3. 弹拨松筋

采用拨法作用于腰骶部软组织以达到松解腰骶部软组织的目的。医师用两手拇指拨法、掌指拨法，左右弹拨竖脊肌或其他肌肉，弹拨时要求垂直于肌腹，用力要深沉（图3-33）。

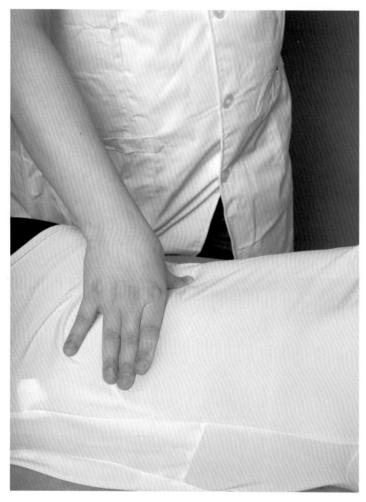

图3-33　弹拨松筋

### 4. 擦法温通

采用擦法作用于腰骶部，以温通经脉。在患者腰骶部涂适量按摩乳，左右或上下施以擦法。擦时用力要深沉，达到热向深层组织渗透的目的，即达到"透热"的效果（图3-34）。

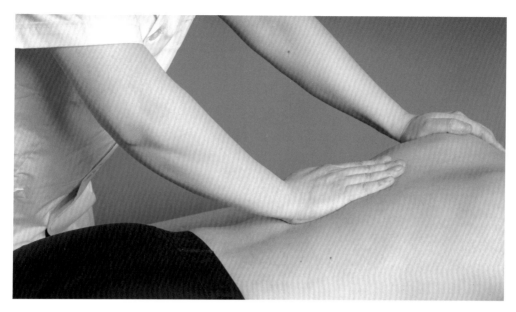

图3-34　擦法温通

### 5.牵拉腰背肌

　　施用背部牵拉法，以展筋并松解腰背部软组织。在牵拉腰背肌的同时，可左右环旋摇动患者腰部（图3-35）。

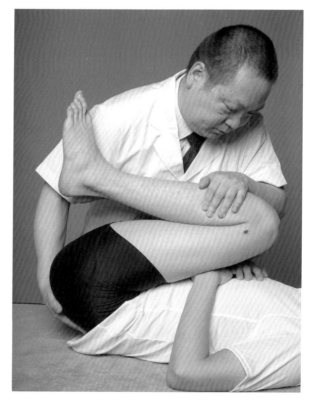

图3-35　牵拉腰背肌

### 1.针灸疗法

局部取穴：肾俞、气海俞、大肠俞、关元俞、小肠俞及同水平的夹脊穴；远端取穴：委中、昆仑。毫针刺入，得气后留针20min。每日1次或隔日1次，10次为1疗程。亦可采用电针、拔罐治疗。

### 2.物理治疗

TDP、红外线等各种导热疗法对于本病都有很好的治疗作用。

## 注意事项

1.应嘱患者注意坐姿和劳动姿势。

2.加强腰背肌锻炼，每日坚持练习飞燕点水。时间大约20min，开始练习时可适当缩短时间。如有明确诊断为腰椎间盘突出症患者，应慎重采用此锻炼方法。

### 视频资源

扫一扫，可观看腰部软组织劳损的推拿治疗（视频3-5）。

视频 3-5
腰部软组织
劳损的推拿治疗

# 六、膝关节骨性关节炎

## 概述

骨性关节炎是指关节周围骨质增生，刺激周围组织产生的症状。因膝关节骨性关节炎多由增生引起，故又称增生性骨关节炎；因好发于中老年人，故也称老年骨关节病；因患病后关节变形故称之为变形性关节炎；因本病属退行性疾病故又称为退行性关节炎。膝关节骨性关节炎在全身骨性关节炎中发病率最高。膝关节骨性关节炎与年龄、职业、创伤、肥胖、膝关节畸形、寒冷和潮湿等因素有密切关系；男女均可发病，但以女性多见，尤其是闭经后的妇女。

**1. 膝关节骨性关节炎与年龄、职业、创伤、关节畸形、肥胖、寒冷和潮湿、遗传等因素有密切关系。**

**2. 年龄**

随着年龄的增长，关节内软骨及关节面的退变不断加重，关节稳定性下降，在这种情况下，增生的骨质起着代偿作用。

**3. 职业**

容易使膝关节遭受创伤的职业如工人、运动员发病率高且发病早。创伤可使原有退变和症状提前或加重。

**4. 畸形**

膝关节的内翻、外翻畸形、足部畸形、髋关节畸形、脊柱畸形均可导致膝关节骨性关节炎过早出现且较重。

**5. 膝关节内外翻畸形。**

**6. 体重**

肥胖患者较体形偏瘦的人发病率高。

**7. 生活环境**

久居寒冷潮湿之地的人较处于温暖干燥之地的人发病率高。

临床表现

**1. 膝关节疼痛**

疼痛轻重不等，轻时可无痛或轻度疼痛，重时可剧烈疼痛，具体疼痛的特点如下。① 始动痛：膝关节处于某一位置较长时间后，开始运动时疼痛，活动片刻后疼痛缓解，活动过久再次出现疼痛。② 负重痛：膝关节在负重时疼痛，如上下楼、上下坡时出现疼痛。③ 主动活动痛：主动活动时因肌肉收缩较被动活动（检查）时疼痛。④ 休息痛：膝关节在某一位置长时间不动时出现疼痛，也称静止痛。与静脉血液回流不畅，造成髓腔及关节内压力增高有关，需要变换体位才可以缓解。⑤ 与天气变化有关。

**2. 膝关节功能受限**

功能受限程度轻重不一，负重功能及运动功能均可受限。

### 3. 膝关节畸形

畸形可有可无，轻重不一。畸形可导致骨性关节炎；骨性关节炎又可使畸形加重。临床常见有"O"形腿、"X"形腿、"K"形腿。有时还可见膝关节屈曲挛缩、过伸畸形。

### 4. 压痛

常见的压痛点有股骨内髁、股骨外髁、胫骨内侧髁、胫骨外侧髁、髌骨上下极、膝眼处。

### 5. 关节摩擦音

膝关节运动时，关节内可发出摩擦音。摩擦音的有无、大小可因患者病程的长短、增生的轻重而不同。柔和的摩擦音常提示退变和增生较轻；粗糙的摩擦音常提示退变和增生较重。

### 6. 肿胀

部分患者可有轻度肿胀。当增生的骨质刺激了滑膜时也可使肿胀加重。

### 7. X线检查

膝关节正位片可见胫骨髁间棘变尖；关节间隙变窄或不等宽；股骨内外髁和胫骨内外侧髁增生；骨刺可分为压力性骨刺、牵拉性骨刺；关节面模糊。侧位片可见髌骨上下缘骨质增生，髌韧带钙化。髌骨轴位片可见髌骨关节面变窄，关节面不光滑，髌骨边缘骨质增生。

诊断要点

1.主要见于中老年患者。

2.膝关节疼痛。

3.膝关节功能受限

负重功能及运动功能均可受限。

4.膝关节畸形。

5.压痛

肌肉、韧带附着处有压痛。

6.关节摩擦音。

7.肿胀，或轻或重。

8.X线检查

膝关节正位片、侧位片骨质增生。

**手法治疗**

以舒筋、祛瘀、通经、助动为治疗原则。

**1. 按揉舒筋**

患者取仰卧位，两下肢伸直。医师用拇指或鱼际按揉膝关节内侧、外侧及髌骨周围，重点点揉痛点，以达舒筋活血的作用。按揉力量不宜太大，以不痛为度。亦可嘱患者改为俯卧位。医师用滚法作用于膝关节的后方及大腿后侧，以达舒筋活血的作用（图3-36、图3-37）。

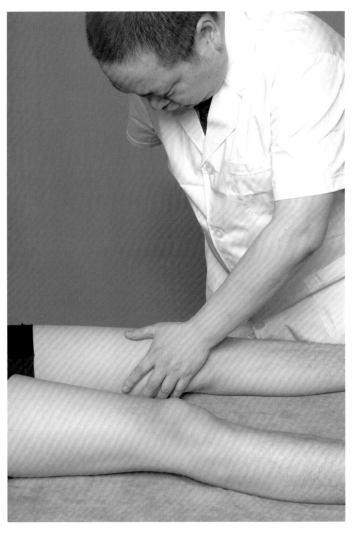

图3-36 按揉舒筋1

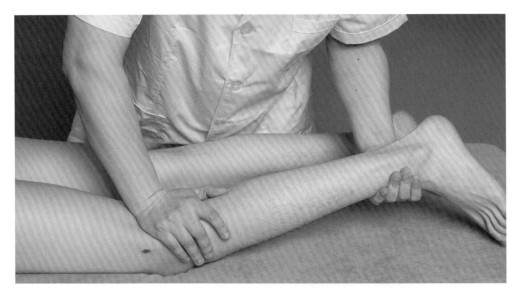

图3-37　按揉舒筋2

**2. 点穴止痛**

可分别点按血海、梁丘、膝阳关、犊鼻、阳陵泉、足三里、阴陵泉、委中、委阳、浮郄、阴谷、合阳等穴，以达疏通经络、活血止痛的作用（图3-38）。

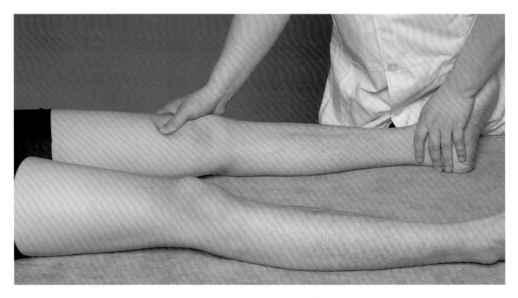

图3-38　点穴止痛

### 3. 摇膝助动

可采用仰卧位膝关节摇法、俯卧位膝关节摇法，目的在于恢复关节屈曲角度。摇动幅度由小到大（图3-39）。

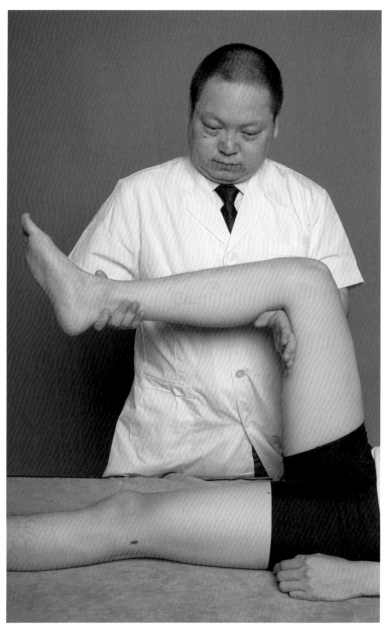

图3-39　摇膝助动

#### 4. 拔膝助动

可采用膝关节拔伸法，目的在于恢复膝关节伸直功能。拔伸的力量应以患者能够忍受为度（图3-40）。

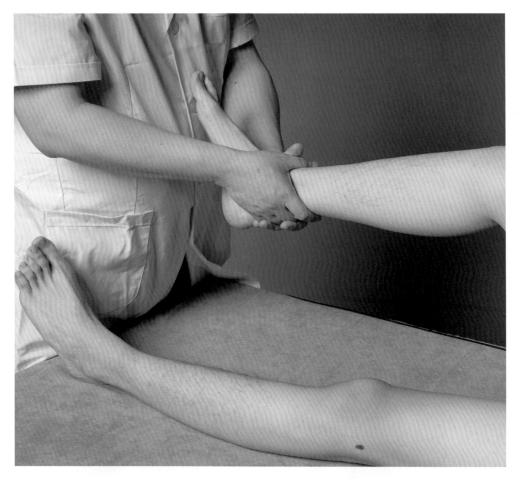

图3-40　拔膝助动

### 其他治疗

#### 1. 针灸治疗

以局部穴为主，针上可加灸。每次留针20min，隔日1次。可交替使用下面两组穴：① 血海，犊鼻，内犊鼻，委中，委阳；② 梁丘，阴陵泉，阳陵泉，阴谷，合阳。

### 2. 中药外用

可采用中药熏洗或腾熨患侧膝关节。具体药物可选用：当归，羌活，独活，乳香，没药，红花，白芷，防风，骨碎补，续断，木瓜，透骨草，川花椒，牛膝。每日2次，每次40～60min。

**注意事项**

1. 对于膝关节疼痛、肿胀较重者，应嘱患者卧床休息。

2. 加强膝关节功能锻炼

做屈伸和摇摆以恢复膝关节运动功能；股四头肌静力收缩练习有助于消肿，恢复股四头肌肌力，预防并治疗股四头肌萎缩。

3. 应嘱肥胖患者适当加强体育锻炼，节制饮食，控制体重以减轻膝关节的负担。

### 视频资源

扫一扫，可观看膝关节骨性关节炎的推拿治疗（视频3-6）。

视频3-6
膝关节骨性
关节炎的推拿治疗

## 七、踝关节软组织损伤

**概述**

踝关节软组织损伤是指由于踝关节扭伤，导致踝关节周围韧带、关节囊的损伤，常被称为踝关节扭伤。本病可发生于任何年龄的人。踝关节通常在跖屈内翻位损伤。

**病因病机**

踝关节软组织损伤多为间接暴力致伤。多出现在走高低不平的路时，或失足滑倒时。从解剖特点可知，踝关节在跖屈内翻位时损伤的机会最多。但这并不意味着踝关节没有外翻损伤、内旋损伤、外旋损伤。

**临床表现**

### 1. 疼痛

损伤后即感踝关节处疼痛，疼痛的程度依损伤的轻重不同而不同。内侧韧带损伤时，内侧疼痛；外侧副韧带损伤时，外侧疼痛。因踝关节多在跖屈内翻位时损伤，多损伤距腓前韧带和跟腓韧带，故多见踝关节前外侧、外侧疼痛。在外侧副韧带受到牵拉的同时，内踝可因距骨的挤压而产生疼痛。

### 2. 功能受限

损伤后踝关节各方向的主动活动受限，行走困难。

### 3. 肿胀、瘀斑

损伤后即可出现不同程度的肿胀和瘀斑。肿胀和瘀斑多在损伤3～4h以后出现并逐渐加重。内侧肿胀提示内侧损伤，外侧肿胀提示外侧损伤。瘀斑常出现在损伤部位的下方、远侧，瘀斑常为青色。如果在损伤后即刻出现较重的肿胀、瘀斑，应注意是否有骨折。

### 4. 压痛

压痛明显，压痛的部位即为损伤的部位。距腓前韧带损伤时压痛常在外踝前下方。应注意检查内踝、外踝、内踝尖、外踝尖、第五跖骨基底部是否有压痛，以除外骨折。

### 5. X线片

有助于除外骨折。通常拍踝关节的正侧位片。若考虑有韧带完全断裂，应拍踝关节的内翻应力片或外翻应力片。若损伤一侧关节间隙明显增宽或距骨脱位，提示韧带完全断裂。

**诊断要点**

1.有踝部外伤史。

2.损伤后踝关节即出现疼痛，局部肿胀，皮下瘀斑，行走困难。

3.局部压痛明显。若内翻扭伤，将足做内翻时，外踝前下方剧痛；若外翻扭伤，将足做外翻时，内踝前下方剧痛。

4.X线片应拍踝关节的正位片和侧位片。若压痛点位于第5跖骨基底部，应拍距骨的正位片和斜位片。

**手法治疗**

手法治疗踝关节软组织损伤的适应证为：无骨折，且非Ⅲ度损伤（Ⅰ度损伤为韧带轻度断裂，Ⅱ度损伤为韧带断裂较重、但无完全断裂，Ⅲ度损伤为完全断裂）。

以祛瘀、消肿、止痛、助动为治疗原则。

急性期不宜手法治疗，若有跖趾关节错位时，可采用牵拉足趾使其复位的治疗方法。然后根据具体情况进行包扎固定或限制活动。损伤72h后再做手法治疗。

恢复期具体治疗手法如下：

### 1. 按揉散瘀

患者坐于床上，患肢伸直。医师以拇指及大鱼际按揉伤足。按揉的力量宜小不宜大，按揉的顺序为从远端至近端，从损伤的周围至损伤的局部，用以活血祛瘀（图3-41）。

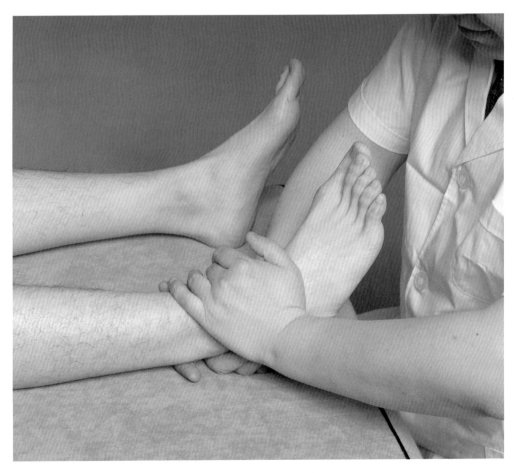

图3-41　按揉散瘀

## 2. 推拧消肿

在患者损伤的局部涂少量按摩乳，做指摩法，然后从远端向近端做推法，以促使肿胀消除（图3-42）。

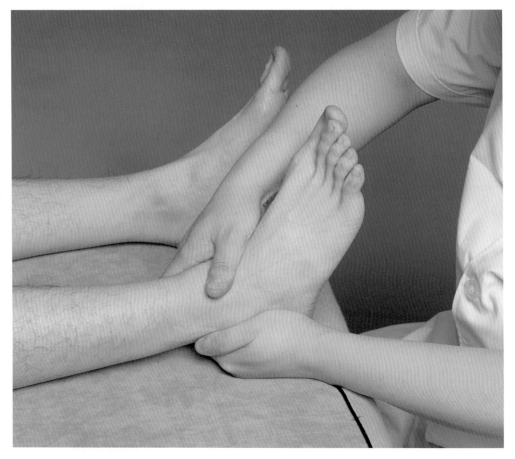

图3-42　推拧消肿

## 3. 滑利关节

医师一手托足跟，另一手握足背，进行环旋摇动，以不痛为度。本法不宜使用得太早，一般用于损伤2～3周以后仍有疼痛且功能受限者。在摇动时，不可强力摇动，特别是在患者感到最痛的角度，以免刚修复的韧带再度损伤（图3-43）。

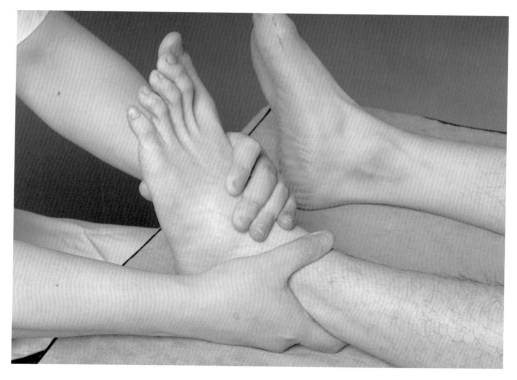

图3-43 滑利关节

其他治疗

**1. 固定**

对于急性损伤，可根据损伤情况，进行"8"字绷带固定。如患者为跖屈内翻位损伤，可做踝关节背伸外翻位固定。

**2. 中药外用**

中药外用包括外洗、外敷。对于急性期的患者，疼痛、肿胀较重者，可采用中药外敷用以促使肿胀消退，功能恢复。常选用活血、止痛、接骨续筋的中草药。

**3. 手术**

对于韧带III度损伤（即完全断裂）者，应当手术修补。

**注意事项**

1.急性期患者，若损伤较轻，可用轻柔的手法治疗，治疗后包扎固定或限制患足活动，使损伤组织彻底修复，以防日后反复损伤；嘱患肢抬高以促使肿胀消退。若损伤较重，应慎用手法治疗，特别是运动关节类手法，以免加重损伤。

2.急性期应嘱患者在局部做冷敷，待肿胀不再加重时，改用热敷以活血祛瘀。急性期一般为72h。

3.在恢复期，应嘱患者进行功能锻炼，以利于肿胀的消除。

### 视频资源

扫一扫，可观看踝关节软组织损伤的推拿治疗（视频 3-7）。

视频 3-7
踝关节软组织
损伤的推拿治疗

# 八、失眠

### 概述

失眠亦称不寐，是由心神失养或心神不安所致，以经常不能获得正常睡眠为特征的一类病证。主要表现为睡眠时间、深度的不足及睡后不能消除疲劳、恢复体力与精力。轻者入寐困难，或寐而不酣，时寐时醒，或醒后不能再寐，重者彻夜不寐。

### 病因病机

不寐的主要病因有情志失常、饮食不节、劳逸失调、久病体虚，其主要病机是脏腑阴阳失调，气血失和，以致心神失养或心神受扰，神不守舍，心神不宁。

**1.病因**

（1）情志失常

情志不遂，暴怒伤肝，肝气郁结，肝郁化火，邪火扰动心神，心神不宁而不寐；或五志过极，心火炽盛，扰动心神而不寐；或因喜笑无度，过于激动，心神涣散，神魂不安；或由暴受惊恐，心虚胆怯，神魂不安而不寐；或因思虑太过，损伤心脾，心血暗耗，神不守舍；或脾伤无以化生精微，营血亏虚，心神失养而不寐。

（2）饮食不节

嗜食肥甘厚味，或暴饮暴食，宿食停滞，脾胃受损，酿生痰热，壅滞中焦，胃气失和而夹痰热上冲，扰动心神而不寐；或饮食伤脾致气血生化乏源，气血不足，心神失养而不寐；长期饮酒、浓茶、咖啡等兴奋之品，也是造成不寐的因素。

（3）劳逸失调

劳倦太过而伤脾，或过逸少动，致使脾虚气弱，运化失职，气血生化乏源，不能上奉于心，心神失养，发为不寐。

（4）久病年老

久病血虚，或年迈血少，或产后失血，心血不足，以致心神失养，心神不安而不寐；年迈体虚，阴液亏虚，阴虚生内热，虚热扰动心神而不寐；素体阴虚，或房劳过度，肾阴耗伤，不能上奉于心，心肾不交，心火独亢，扰动心神，心神不宁而不寐。

**2. 病机**

不寐的基本病总属阳盛阴衰，阴阳失交，阴虚不能纳阳，或阳盛不得入阴，以致心神失养，心神不宁。病位在脑，与肝、胆、脾、胃、肾密切相关。病理性质有虚有实，病久多虚实兼夹。病理因素中实证常由肝火、心火、痰热等引起阳盛不得入阴以致心神不安；虚证多由心脾两虚，阴虚火旺，心虚胆怯引起阴虚不能纳阳以致心神失养。不寐虽有虚实不同的证候，但各证候之间常互相转化。

### 辨证要点

**1. 辨虚实**

一般来说，起病急，病程较短，症见心烦易怒，口苦咽干，便秘溲赤，舌苔腻，脉弦、滑、数者多以实为主；而起病较缓，病程较长，反复发作，症见体质瘦弱，面色无华，神疲懒言，心悸健忘，舌苔较薄，脉细、沉、弱或数而无力者多以虚为主。

**2. 辨脏腑**

急躁易怒而不寐，多为肝火内扰；脘闷苔腻而不寐，多为胃腑宿食，痰热内盛；心烦心悸，头晕健忘而不寐，多为阴虚火旺，心肾不交；面色少华、肢倦神疲而不寐，多属心脾两虚，心神失养；心烦不寐，触事易惊，多属心胆气虚。

### 临床表现

**1. 肝火扰心证**

不寐多梦，甚则彻夜不眠，急躁易怒，头晕头胀，目赤耳鸣，口干而苦，不思饮食，便秘溲赤，舌红苔黄，脉弦数。

**2. 痰热扰心证**

心烦不寐，胸闷脘痞，恶心嗳气，口苦，头重，目眩，舌红苔黄腻，脉滑数。

**3. 心脾两虚证**

入睡困难，多梦易醒，心悸健忘，面色少华，头晕目眩，神疲食少，腹胀便溏，四肢倦怠，舌淡苔薄，脉细无力。

**4. 心肾不交证**

心烦不寐，入睡困难，心悸多梦，头晕耳鸣，腰膝酸软，潮热盗汗，五心烦热，咽干少津，男子遗精，女子月经不调，舌红少苔或无苔，脉细数。

**5. 心胆气虚证**

虚烦不寐，遇事易惊，心中不安，胆怯心悸，气短自汗，倦怠乏力，舌淡，脉弦细。

**诊断要点**

1. 多数患者有不寐病史。常因精神紧张、思虑过度、情绪波动而诱发或加重。

2. 轻者入寐困难，或寐而不酣，时寐时醒，或醒后不能再寐，连续3周以上，严重者彻夜难寐，伴有头昏头痛、心悸健忘、神疲乏力、多梦等。

3. 临床采用多导睡眠图来判断：① 测定其平均睡眠潜伏时间延长（长于30min）；② 测定实际睡眠时间减少（每夜不足6.5h）；③ 测定觉醒时间增多（每夜超过30min）；④ 快速眼动睡眠期相对增加。

**手法治疗**

以调和、通经、安神为治疗原则，辅以疏肝、健脾、养心、滋阴。

**1. 拿揉颈项**

患者取坐位。医师站在患者的侧后方，一手扶住患者的头部，另一手在颈部做广泛且深透的拿法。拿时自上而下，重点放松颈部两侧肌肉，此时患者局部应有酸胀感（图3-44）。

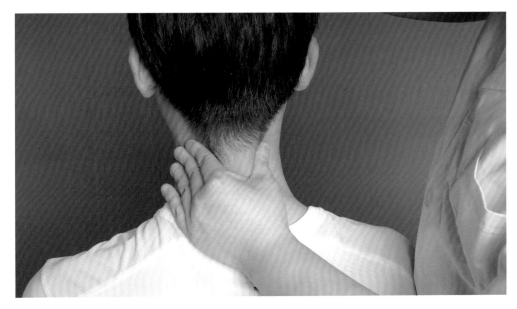

图3-44　拿揉颈项

### 2. 轻抹前额

患者取仰卧位。医师两手拇指自印堂至神庭做抹法，其余四指置于头的两侧相对固定。在做抹法时，力量宜轻不宜重，速度宜缓不宜急，此时患者可有轻松舒适的感觉（图3-45）。

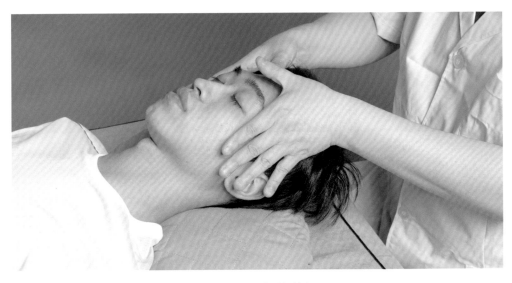

图3-45　轻抹前额

### 3. 分推前额

医师两手拇指桡侧缘，自前额中线向两侧分推至太阳穴并做点揉，然后两手拇指滑向头维点揉，最后滑至角孙穴点揉，如此反复操作数次（图3-46）。

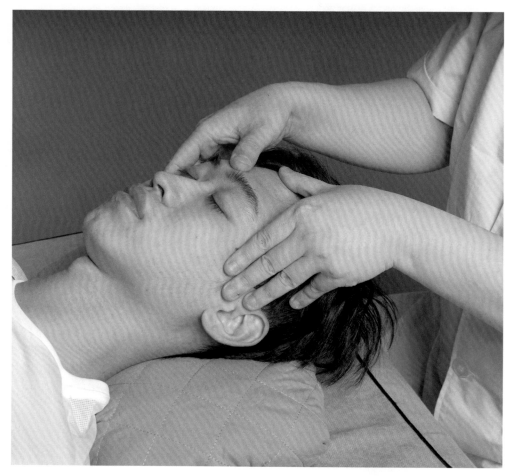

图3-46　分推前额

### 4. 点按头顶

医师两手拇指自前发际向后交替点按头部前后正中线即督脉，然后两手同时点按距督脉1、3、5、7cm处的侧线。每条线点按3～5遍。此时患者局部有酸胀舒适之感（图3-47、图3-48）。

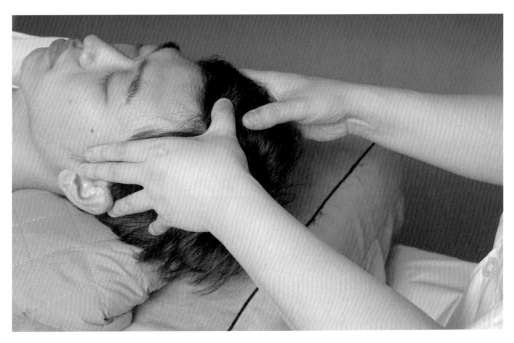

图3-47　点按头顶1

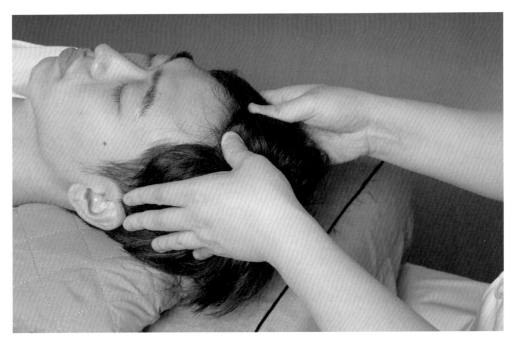

图3-48　点按头顶2

### 5. 点揉少阳

用拇指点揉法分别点揉颔厌、悬颅、悬厘、曲鬓、率谷五穴。在点揉每一个穴位时，均应使局部产生酸胀感，时间大约半分钟，点揉的力量应由轻至重（图3-49）。

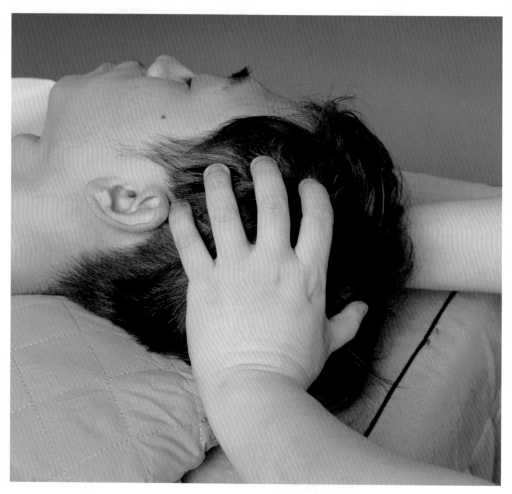

图3-49　点揉少阳

### 6. 梳头栉发

医师双手十指微屈，从前至后做梳头动作。可梳理头侧足少阳胆经以平肝潜阳，引火归原（图3-50）。

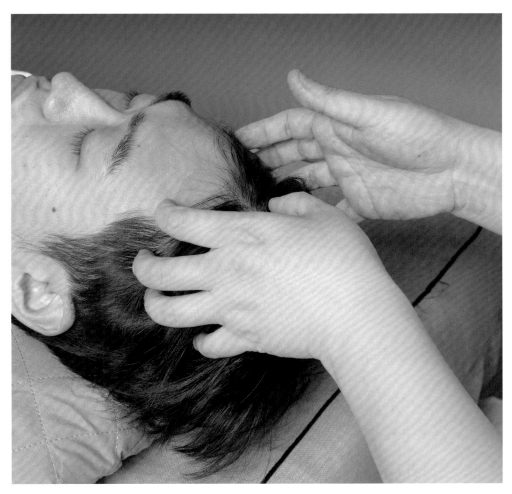

图3-50　梳头栉发

## 7. 点揉后枕

医师以示指和中指两指分别点揉后枕部风府、玉枕、天柱、风池等穴大约半分钟，点揉时力量应稍大，使患者局部有酸胀的感觉。本法可用于各型头痛，尤以后枕部疼痛效果为好（图3-51）。

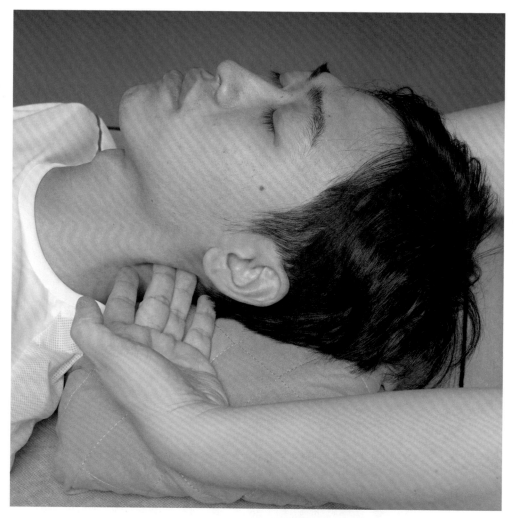

图3-51　点揉后枕

## 8. 点穴助眠

点揉内关、神门、三阴交。三穴相配共奏交通心肾、安神定志之功。本法适用于各种原因引起的失眠（图3-52）。

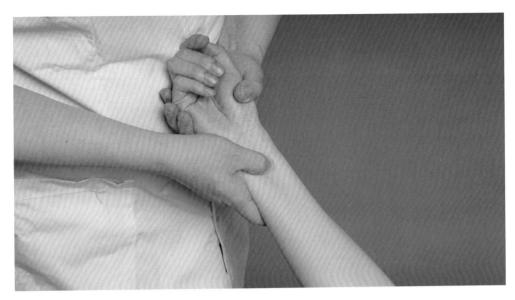

图3-52　点穴助眠

### 9. 摩掌熨目

两掌摩擦至热，轻放于眼上，使眼部有温热舒适感（图3-53）。

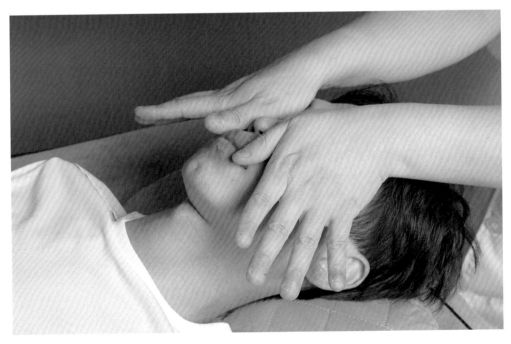

图3-53　摩掌熨目

## 10. 辨证治疗

（1）肝火扰心者宜推抹桥弓，搓摩胁肋，以疏肝降火（图3-54、图3-55）。

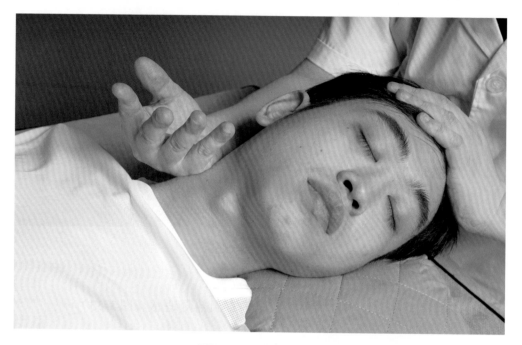

图3-54　推抹桥弓

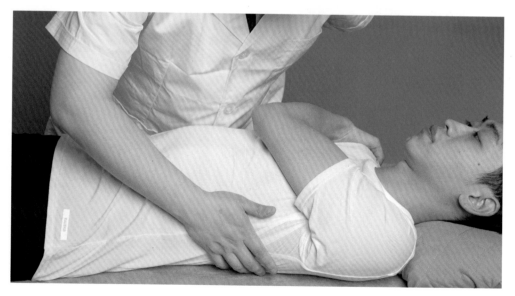

图3-55　搓摩胁肋

（2）痰火扰心者宜摩腹助运，按揉足三里、丰隆穴，健脾祛湿化痰。

（3）心脾两虚者宜摩腹助运，掌擦心俞、脾俞穴，以健脾和胃，补气养血。

（4）心肾不交者宜掌擦肾俞、命门、涌泉穴，揉拿太溪，以补肾气，养肾阴，使肾水上济于心，心肾相交（图3-56）。

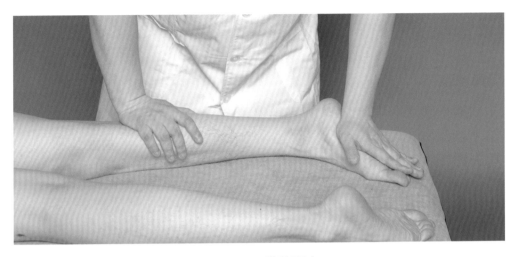

图3-56　掌擦涌泉

（5）心胆气虚者宜摩运膻中，按揉心俞、肝俞、胆俞穴，以镇惊安神定志（图3-57）。

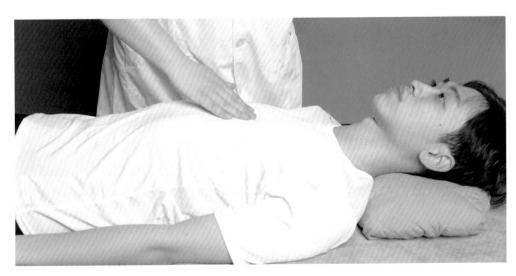

图3-57　摩运膻中

1.积极进行心理情志调整，克服过度的紧张、兴奋、焦虑、抑郁、惊恐、愤怒等不良情绪，做到喜怒有节，保持精神舒畅，尽量以放松、顺其自然的心态对待失眠。

2.注意睡眠卫生，保持情绪稳定，睡前不做剧烈的运动，不饮兴奋性饮料，晚餐不宜过饱，宜清淡、易消化的食物。注意睡眠环境的安宁，床铺要舒适，并减少噪声，去除各种影响睡眠的外在因素。

### 视频资源

扫一扫，可观看失眠的推拿治疗（视频3-8）。

视频 3-8
失眠的推拿治疗

## 九、胃痛

**概述**

胃痛是以上腹胃脘部近心窝处发生疼痛为主症的病证。由于疼痛位置近心窝部，古人又称为"心痛""胃心痛""心腹痛""心下痛"。与西医学中的胃及十二指肠溃疡、急慢性胃炎、功能性消化不良、胃痉挛等疾病中以上腹胃脘部疼痛为主要症状者相似。

**病因病机**

胃脘痛的病因主要有外邪犯胃、饮食不节、情志失调、脾胃素虚及药物损害等。以胃气郁滞，失于和降，不通则痛为基本病机，其病位在胃，与肝、脾密切相关。

**1.病因**

（1）外邪犯胃

外感寒、热、湿诸邪，内客于胃，皆可致胃脘气机阻滞，不通则痛。其中尤以寒邪犯胃为多，寒性收引，易使气机郁滞，致胃气不和而胃痛暴作。

（2）饮食不节

饮食不节是胃脘痛最常见的病因。胃为水谷之海，主受纳和腐熟水谷。如长期过食或暴食生冷，耗伤中焦阳气；或饮食无节，损伤胃体；或饥饱无常等，均可导致气机阻滞，发生胃痛。

（3）情志失调

忧思恼怒，思则气结，怒则气逆，伤肝损脾，肝失疏泄，横逆犯胃，脾失健运，胃气阻滞，均致胃失和降，而发胃痛。

（4）脾胃虚弱

素体脾胃虚弱，运化失职，气机不畅；或中焦虚寒，失其温养；或胃阴亏虚，胃失濡养，则均可导致胃痛。

（5）药物损害

过服寒凉、温燥中西药物，伤胃体，耗胃气，损胃阴，使脾失健运，胃失和降，不通而痛。

**2. 病机**

胃主受纳、腐熟水谷，为五脏六腑之源，以通为用，和降为顺，不宜郁滞。胃痛的病因虽多，但其基本病机是胃气郁滞，失于和降，不通则痛。胃痛初期多由外邪、饮食、情志所伤，多属实证；若久痛不愈，或反复发作，脾胃受损，可由实转虚。胃痛的病变部位在胃，与肝、脾密切相关。病理因素以气滞为主，并见食积、寒凝、热郁、湿阻、血瘀等。

### 辨证要点

**1. 辨虚实**

虚者多病程长，痛处喜按，饥时痛著，纳后痛减，体弱脉虚。属虚者应进一步辨气虚、阳虚与阴虚。实者多病程短，痛处拒按，饥时痛轻，纳后痛增，体壮脉盛。属实者，应进一步辨别不同的病理因素为病。

**2. 辨寒热**

胃痛遇寒痛甚，得温痛减，泛吐清水者为寒证；胃脘灼痛，痛势急迫，喜凉恶热，泛吐酸水者为热证。寒与热均有虚实之分。

**3. 辨气滞、血瘀**

一般初病在气，久病在血。气滞者，多见胀痛，痛无定处，或攻窜两胁，疼痛与情志因素密切相关；血瘀者，疼痛部位固定不移，持续疼痛，入夜加重，舌质紫暗或有瘀斑，或兼见呕血、便血。

## 临床表现

### 1. 寒邪客胃证

胃痛暴作，拘急冷痛，恶寒喜暖，得温痛减，遇寒加重，口不渴，喜热饮，有感寒或食冷病史，舌苔薄白，脉弦紧。

### 2. 饮食伤胃证

胃脘疼痛，胀满拒按，嗳腐吞酸，或呕吐不消化食物，其味腐臭，吐后痛减，不思饮食，大便不爽，矢气及便后稍舒，有暴饮暴食病史，舌苔厚腻，脉滑。

### 3. 肝气犯胃证

胃脘胀痛，或攻撑窜动，牵引背胁，遇怫郁烦恼则痛作或痛甚，嗳气、矢气则痛舒，胸闷叹息，大便不畅，舌苔薄白，脉弦。

### 4. 脾胃虚寒证

胃脘隐痛，绵绵不休，空腹痛甚，得食则缓，喜温喜按，劳累或受凉后发作或加重，泛吐清水，食少纳呆，大便溏薄，神疲倦怠，四肢不温，舌淡苔白，脉虚缓无力。

## 诊断要点

1.以中青年居多，多有反复发作病史，发病前多有明显的诱因，如天气变化、恼怒、劳累、暴饮暴食、饥饿、进食生冷干硬食物、饮用辛辣醇酒，或服用有损脾胃的药物等。

2.上腹近心窝处（剑突下）胃脘部发生疼痛为特征，其疼痛有胀痛、刺痛、隐痛、剧痛等不同的性质。

3.幽门螺杆菌检测、电子胃镜或纤维胃镜、上消化道钡餐造影等检查可协助鉴别诊断。

## 手法治疗

以通经止痛为治疗原则，辅以温通、健脾、疏肝。

### 1. 推腹

在腹部，沿任脉、脾经，由上至下，施以掌推法，每线可操作3～5遍（图3-58）。

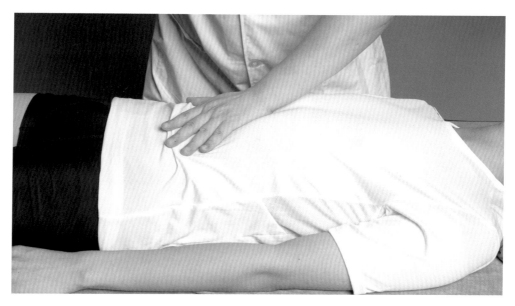

图3-58　推腹

## 2. 摩腹

在腹部，按如下顺序施以摩法、揉法：胃脘部→上腹→脐→小腹→右下腹→右上腹→左上腹→左下腹，可反复操作5～8遍（图3-59）。

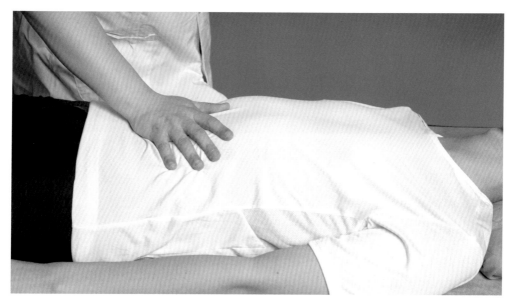

图3-59　摩腹

### 3. 点腹

在腹部，由上至下，双拇指交替点按任脉，双拇指同时点按脾经和胃经，每经可操作1遍（图3-60）。

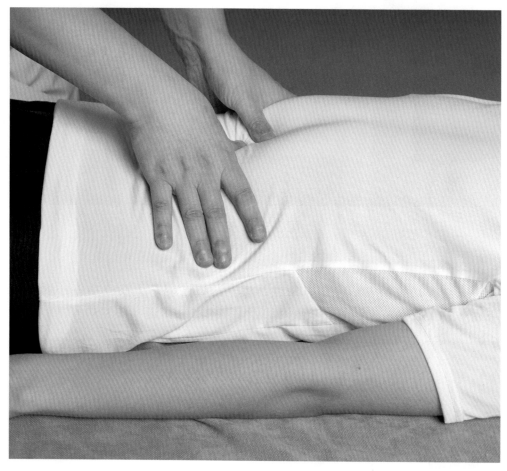

图3-60　点腹

### 4. 振腹

在腹部施以掌振法，可持续8～10min（图3-61）。

### 5. 捏脊

在背部，由下至上，在督脉及膀胱经第一侧线施以捏法，每线可操作3～5遍。患者难以耐受时，可以掌推法替代（图3-62）。

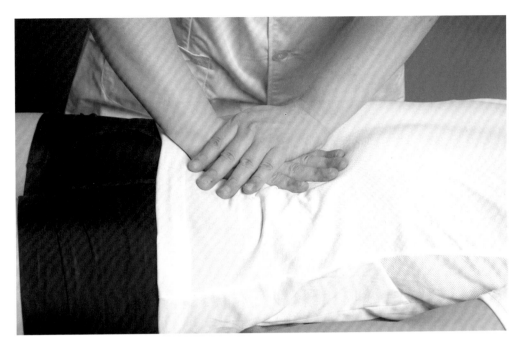

图3-61　振腹

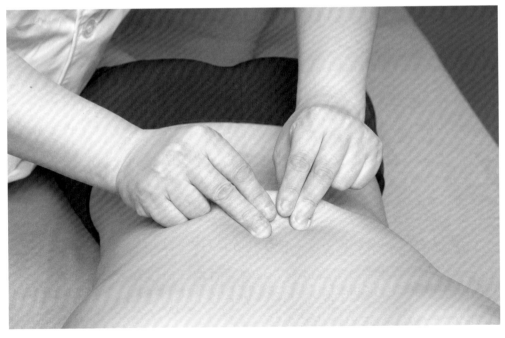

图3-62　捏脊

### 6. 点揉背俞

点揉背俞穴，以脾俞、胃俞、肝俞、肾俞为重点，每穴可操作约半分钟（图3-63）。

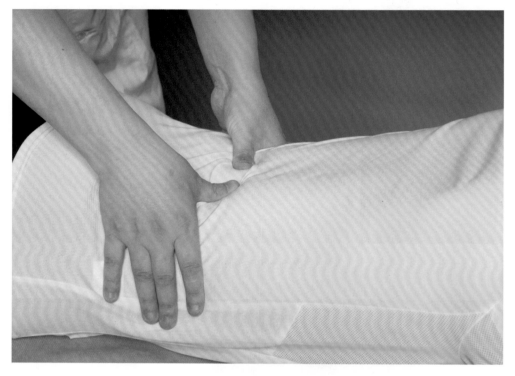

图3-63　点揉背俞

### 7. 辨证治疗

（1）寒邪客胃者宜按揉脾俞、胃俞穴，掌擦膈俞至胃俞穴，以健脾和胃，温中散寒。

（2）饮食伤胃者宜摩腹，揉天枢、梁门、中脘穴以消食导滞，理气和胃止痛。

（3）肝气犯胃者宜搓摩胁肋，以疏肝理气，和胃止痛。

（4）脾胃虚寒者宜掌擦脾俞、胃俞、肾俞、命门穴，透热为度，以温胃散寒止痛。

【预防调护】

1.养成良好的饮食规律和习惯，忌暴饮暴食，饥饱无常；饮食以少食多餐、清淡易于消化为宜，避免饮用浓茶、咖啡和食用辛辣食物，必要时进流质或半流质食物。

2.保持精神愉快，性情开朗，避免忧思恼怒等情志内伤。要劳逸结合，起居有常，避免外邪内侵。

**视频资源**

扫一扫，可观看胃痛的推拿治疗（视频3-9）。

视频 3-9
胃痛的推拿治疗

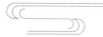

主要
参考
文献

[1] 于天源. 按摩推拿学[M]. 北京：中国中医药出版社，2015.

[2] 王春林，孙庆. 伤科推拿治疗学[M]. 北京：科学出版社，2019.

[3] 宋柏林，于天源. 推拿治疗学[M]. 4版. 北京：人民卫生出版社，2021.

[4] 井夫杰，杨永刚. 推拿治疗学[M]. 2版. 北京：中国中医药出版社，2021.